陳立哲 著

澤予堂中醫體系創辦人

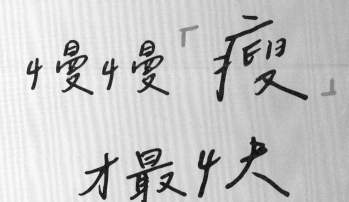

慢慢「瘦」

才最ㄐㄧㄡ

減重不是數學題，
讓中醫師用最簡單的方式，
陪您走到目的地

從今天起，擁有自在從容的底氣！

觀念建立 ✕ 體質調理 ✕ 健康減重

一輩子都瘦用

目錄 Contents

- -

Chapter 01 ｜ 減重 365 天，告別越減越重的噩夢！

一年 365 天，讓變瘦成為每日可輕易執行的自然習慣，一起告別越減越重的噩夢。

- -

Chapter 02 ｜ 西醫快快瘦，中醫慢慢瘦，
　　　　　　　我要選哪一種？

本章介紹中西醫減重的差別，方便大家在選擇減重方式時，
具備基礎的概念。

目錄 Contents

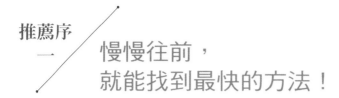

慢慢往前，
就能找到最快的方法！

　　人生到了一個年紀，越來越能理解從小到大熟背的「欲速則不達」背後深奧的意義。

　　年輕的時候，總是相信只要「一股作氣」就能快速達標，於是，極端、苦行、高壓的方式，都認為是成功必要之法門！

　　但是，在某個時段突然發現怎麼行不通了？

慢即快，開啟聆聽身體的契機

　　回頭檢視原因，發現自己一如既往「複製相同的經歷」，明明是複製成功經驗，反饋卻不如以往。不想被退步制約，於是行為更用力、更拚命，最後迎來的卻是「停滯」與「退步」。

　　那段 COVID-19 疫情中，我是平安渡過的天選之人，但疫情結束後，卻是身體各種問題的反撲，發炎指數、免疫系統再度失衡！儘管每一天都感到不舒服，仍然堅持過去的成功經驗。

　　在我現在這個年紀，很難認真聽完 80 年後年輕人的 3 句話，一直展現出「我吃鹽比他們吃米多」的智者姿態。直到去年 3 月，認識了立哲醫師！

「慢即快。」

「妳的快慢，由自己的身體告訴妳！」

「生命是變動中的個體。」

「對身體而言，複製是過時的對應。」

「富蕙姐，告訴我，妳希望回到什麼狀態？」

「富蕙姐，如果我們用一年來規劃這件事，每個月、每一天，我們需要達到的其實只有那麼一點點！」

「富蕙姐，我們只要慢慢往前，妳會發現找到了一個最快的方法。」

我記得他曾對我說的話，每一句都如智者的當頭棒喝，讓人醍醐灌頂。

好好吃、按時吃、好好睡，找回平衡節奏

不到 3 個月，我就完成了自己的目標，現在經過了一年，仍在目標的誤差範圍內！

是的，我是個一輩子在意自己體態勝過容貌的人，也因此試過各種減重、調理及健身方法。

過去這 3 年，年輕時所謂的成功經驗「屢試屢敗」，我已經認定了「老就是這麼一回事」。直到遇見了立哲醫師，在他的帶領之下，重新找回身體代謝與飲食的平衡節奏。

身體調理後開始獨立運作，遵守醫師給的原則，好好吃、按時吃、好好睡。一年來慢慢走，卻也日日前進！

「慢也能快！」是我從立哲醫師身上所習得的人生哲學，現在的我身體狀況良好，每天有足夠的動能面對變化快速的世界，我很滿足這樣的自己，很高興能認識立哲醫師。

沁美／沁月產後護理之家創辦人
世基生醫董事長

詹富蕙

推薦序二
只要有他在，
我們的身材都有救了！

接到陳醫師的邀請，第一時間覺得很興奮也很感動，看到陳醫師即將出版的《慢慢「瘦」才最快》這本書，第一個想法是真的很棒，大家終於在門診之外有機會瞭解「慢慢瘦」的意義！

姐妹群組齊推薦，解決產後媽媽的困擾

我自己也是創業家，我的品牌理念，是要「有效率」！

相信陳醫師，應該也是如此，他常說三餐要正常，要知道什麼時間吃什麼，而不是選擇節食減重。人體是循環的，我們怎麼對待身體，身體自然會反應給我們。

第一次認識陳醫師，是因為姐妹群組在陸續推薦台中埋線雕塑的醫師，他就是那位被大家討論的人，產後媽媽都有自己的困擾——皮鬆、贅肉、虎背熊腰、下半身水腫等等，生產完後都想變得更好，不想就此成為黃臉婆！所以，當晚我們立馬揪團掛號諮詢，感覺只要有他在，我們的身材都有救了！

至今，我仍每週規律地看中醫埋線，改善最困擾的循環問題，而讓我如此勤奮規律，是因為真的能有效雕塑身材外，也解決我的水腫之苦。

調理身體有成，醫術會說話

我是陳醫師的好友，也是他的患者！不是因為我跟他是好友關係，就幫他說話，也不是廣告行銷，而是因為調理身體有成，我相信醫術會說話。

認識陳醫師 3 年了，他一直都沒有變過，對每個求診的患者都是滿滿的「耐心」和「真心」。

我們都堅持著初心，不管需要花多久時間，用最紮實的方式去對待每個人！

我相信，看到這本書的妳或你，會期待去見見他本人，我還怕他門診預約人數太多，那我們怎麼辦，哈哈！

祝福陳醫師永遠保持初心，身為你的朋友，我很幸運。

Lamorcom 愛康創辦人

吳瀅瀅

專家名人推薦語

　　身為藝人，經常有體重控制的需求，認識我的歌迷都知道，最讓我自豪的就是忽胖忽瘦的能力，但往往採用極端的方式，無法長期維持。認識陳院長之後，在他的調理以及飲食建議之下，體重也趨於穩定，更重要的是，陳院長一直苦口婆心改變我的想法，要我相信減重不是節食，而是用最簡單的方式正常吃，這樣才能一輩子做到。很推薦大家輕鬆地看這本陳院長碎碎唸的新書，瞭解如何用最簡單的方法控制體重，才不會一直走冤枉路，《慢慢「瘦」才最快》，真心推薦給每一位愛美的人。

知名藝人

羅志祥

　　減重過程中，會很想趕快瘦下來，尤其在娛樂圈更是，但陳醫師透過正確的飲食觀念，讓更多人理解，不再急於一時，就如書名：《慢慢「瘦」才最快》。

天空娛樂營運長

王維皓

　　醫學在進步，陳院長是一位致力於推廣科學中醫的醫師，不受傳統束縛，讓中醫更能讓大眾所理解與認識，很榮幸能推薦他的書給更多人認識。

康健基因董事長

邱致閎

慢慢瘦，才最快！

為什麼某些人減重很快，某些人卻很慢？

為什麼少吃多動還是瘦不下來？

為什麼每天認真運動，體重還是沒有改變？

為什麼執行斷食減重一開始很有效，但很快又復胖了？

如果您曾有過以上種種困擾，請耐心聽聽何謂「慢慢瘦」……。

言傳身教與親身經歷，成為不一樣的醫師

外公及父親都是西醫師，我名字中的「哲」字，正是取自「史懷哲」而來，從小耳濡目染之下，對於醫療行業自然有著一份親切和嚮往。

年幼的我總會想，成為一名救人的外科醫師是相當帥氣的事情，這樣的想法，巧妙地引領我走向從醫這條路，不過在各種嘗試與選擇中，最後成為了一名中醫師。

「把病人照顧好，是醫師的本分。」外公一直在偏鄉服務，得過醫療貢獻獎，是澎湖的第一位離島醫師，他常常這樣跟我分享。父親則是在窮鄉僻壤的澎湖小漁村長大，身為醫師的他，始終懷著一顆樸實、奉獻的心，對於病人一向誠實以待，長大之後才知道，父親堅持只用原廠藥品，就算要價比健保給付藥品還昂貴，仍然堅持給病人最好的用藥。

他不喜歡在診所推銷其他藥品或是保健食品，因為知道不是每個病人都負擔得起這些額外支出。

透過這樣的言傳與身教，讓我的想法有別於其他醫二代或醫療世家的思維，對待病人的出發點都是以「協助病人解決問題」為主要目標，不用花俏的語言來跟患者溝通，這也是我在他們身上學到的重要觀念。

我自己也曾當過病人，在大二到大五的這段期間，經歷了「嗜伊紅球性毛囊炎」這個疾病煎熬的過程，深刻體會低落的心情與無助，彷徨且無能為力，這種自體免疫疾病讓我腫得像豬頭一樣，西醫也看、中醫也找、偏方也嘗試，查詢了很多資料及文獻，也無法治療當下病況。

因為自己無助的經歷，讓我深刻理解病人求醫時，心中是多麼希望可以被拯救、被醫治、被治癒的心情，也讓我期許自己成為跟別人不一樣的醫師——清楚病人不開心的情緒，不僅僅因為不禮貌，而是對這個疾病的絕望或焦慮，他們希望能得到一個答案，找到一個救治方法的人。

面對生老病死，醫師比起一般人的感受更為坦然，但是，在自己生病的這段歷程，使我更具同理心，更能理解病人的無助感，也幫助我成為更好的醫者。

減重建立自信心，陪患者一同向前走

「謝謝陳醫師，改善體質竟讓困擾多年的肥胖問題，一起解決了！」在成為專攻減重的中醫師之前，一開始是幫患者調理身體，後來發現很多人都有肥胖的問題，甚至有些疾病就是肥胖所引起。

於是，為了可以更準確地調理病人的身體，開始研究肥胖跟疾病的關聯性，也讓我對減重開始產生了興趣。因緣際會下，進入了專門減重

的中醫診所，在此第一次接觸到許多中醫減重的各種方式，包含中藥調理、埋線、如何與患者溝通飲食控制及狀態等。

因為有了這份接觸，讓我瞭解到中醫不只是單純利用中藥，來幫助患者降低體重和體脂，還能透過埋線協助雕塑體態。許多人會覺得中醫減重相對緩慢，那是對於調理身體而言，中醫減重領域透過與患者溝通飲食、生活習慣搭配調理，每週更以真實呈現的檢驗數據，直接觀察患者的進步與改變。

「一切的信任，從陪伴開始。」當我陪著患者一同往變好的方向邁進，這種成就感也是我持續精進的動力。

從醫多年，看見許多人因減重而重建自信心，改變了人生，讓他們走向完全不一樣的道路，因為這些真實的改變，讓我越來越喜歡這份助人的工作。

除了改變習慣，減肥動機也是成功要素！

「我嘗試過許多減重方式，雖然有暫時性的效果，但又會胖回來，我想要趕快且可以持續地瘦下來！」這是許多人來到診間常說的一句話。

長久以來，看過許多人減重時的掙扎與無助，他們嘗試了各種流行的斷食法、飲食法，花了畢生積蓄去抽脂、購買市面上的減肥藥等行為，看似積極卻往往效果不及。某些人初期瘦身有成，但半年後又回復原本體重，甚至變本加厲。

其實，用藥物介入的減重方式與概念，你我都懂，其中不外乎三大原則：「抑制食慾」、「增加代謝」、「排便順暢」。

但是為何成敗不一，又各有千秋呢？歸納以下兩個原因，一是每個人體質皆不同，二是減重方式，可以維持多久？

我第一次的減重經驗是在大學時期，當時也曾試過極端的減肥法，買過各式各樣的減肥產品。

在減重過程中，發現這些東西都不會讓你真正瘦下來！等你哪天不吃這些東西，或是不用這些方式時，肥胖又會回來找你了。

自己也因為暫時瘦下來後，停止了減肥，過不久就回到減肥前的體重，但我總不可能一輩子反覆減重吧？

後來的我體認到，想要真的瘦下來，除了要靠習慣的改變，不外乎就是兩大信念：一是減重的動機強不強烈，二是這樣的方式能不能讓你長期保持，而不只是一時興起。

用簡單的方式，也能維持良好體態

說實話，我不是一個很有意志力和恆心的人，所以當我也能這麼做的話，相信有大部分的人一定也可以達成。

以前我也試過計算卡路里、飲食控制，大多以運動或是飲食控制為主，只是經常容易失敗，或是需要反覆執行。

直到發現先把晚餐的澱粉拿掉，避開一些真的不能吃的東西，也不需要逼自己違反常理，體重也能夠慢慢地變少，甚至已經沒有在減重了，依然維持這樣的習慣，直到現在，體重都沒有大幅增加。所以減重的關鍵要素，就是如何輕鬆的完成控制飲食。

然而，減重沒有絕對的方式，而是要看減重的目的。我的目的是希

望這輩子都可以輕易地維持體重,所以現在做的飲食控制,是我認為很簡單且自然就可以長期做到的方式。減重沒有什麼對與錯,而是找到適合自己的方式就好!

「別人眼裡最好的減重方式,並不一定適合你,但適合你的,就能夠做一輩子!」我曾經歷過對外表強烈渴望的時期,如果當時有專業的指引,能夠教導我適合體質的「減重態度」,我必定能長期貫徹、輕鬆維持體重。

如今,我在做的不僅僅是調整體質,更多的是助人找到適合的生活習慣,這也是《慢慢「瘦」才最快》所要傳達的理念。

「難道一輩子只能這樣吃了嗎?」、「減重好辛苦,只能吃一點點東西,卻都沒瘦!」這是許多減重者常常會有的想法,但減重跟沒有減重的差別,在於「偶爾」。沒有減重時,偶爾吃點宵夜、偶爾喝可樂、偶爾吃炸雞……,可是開始執行減重時,這些「偶爾」就不會出現,該吃正餐時正常吃,不該吃的就不要吃。

減重不用很辛苦,而是要找到適合自己的方式與建立正確的觀念,減重沒有什麼特別的大道理,也不是你不夠努力,而是需要一些毅力,不要用錯誤的方式和想法去執行「減重」這件事。減重時,能做到 80 分一輩子,勝過做到 100 分一陣子,如此而已。

我知道減重是一段辛苦且漫長的路程,因此,我想讓大家用最簡單的方式,也能夠維持良好的體態。

減重不是跑得多快,而是堅持走到終點

一般人聽到中醫診療時,第一印象大多認為是傳統的玄學,其實不然。

反觀中醫，比起想像更加貼近生活，納入科學數值的診療也早已行之有年，特別是減重這門專業，當我透過中醫的技術和科學的佐證時，既能清楚掌握變化，還可以展現成效。

　　在我減重門診之中，曾有一次中部某大學的校長跟她兒子一同前來，他們兩個每週都瘦了約 1 公斤左右，一個療程後很快就畢業了。

　　這裡提及是因為，很多患者看診會說：「請醫師開『最強』的藥給我！」但是這兩位的用藥卻是最簡單的，那麼為什麼可以這麼順利減重？

　　這是因為他們從一開始就「下定決心」要改變生活與飲食習慣，這對很多人來說相當困難。當他們做到改變之後，我再用藥輔助加速代謝，自然能夠很快地達到目標。

　　有成功的案例，當然就會有失敗的例子。曾有一位女生從 80 幾公斤瘦到 70 公斤，後來遇到停滯期，怎麼調整都無法跨越。那時的我非常擔心她的身體有什麼疾病，所以請她做了一次全身健康檢查，檢查結果並沒有發現問題。

　　最後的她失去耐心，自認減重失敗，反而回過頭來指責我沒讓她瘦到想要的目標⋯⋯。

　　這件事一度令我十分灰心，並不是因為沒有瘦（其實她瘦很多了），卻因為對於減重失去信心，沒能走到最後。

　　這也是身為一名專業減重醫師會遇到的問題，每個人都可能面臨停滯期，而停滯期是件複雜的情況，需要時間找出原因，才能加以突破。

　　我想藉此表達的是，減重的過程，重點不是前面跑得多快，而是有沒有堅持走到終點。

中醫結合現代醫學，幫助減重者找回自信

不管是在減重領域，或是對於自己的要求，一直覺得尚有許多不足之處，所以不安於現況，持續學習新知。

一開始在別人的診所執業，任職的過程當中，發現還有很多可以做得更好的地方，包括服務、設備、藥物，甚至是技術，也許可以跟現代醫學相結合。

我的觀念是，時代在進步，醫學也在進步，中醫雖然理論偏向傳統，但是我們如果都不進步，總有一天終會被時代所淘汰，所以努力地鑽研如何與中醫結合的新方式，不管是醫療品質或是其他方面。

因為這份求知慾使然，從我行醫以來，總是一直思考如何提升醫療品質，就這樣慢慢地，一路從醫師到成為院長、執行者。

「控制體重是一輩子的事情，不是瘦下來就沒事了！」現今減重市場為了吸引消費者，大多譁眾取寵。我當然希望療程對患者有效，但我期盼用更真實、帶有溫度的方式，與患者進行雙向溝通，這份承啟自祖父輩以來的行醫初心，有幸號召有志一同的醫者加入眾志成城的願景。

因緣際會之下，創立了「澤予堂中醫體系」，站在傳統中醫的基礎上，結合當前的創新科技，包括益生菌、腸道菌相檢測、肥胖基因檢測、DNA 等，以科學依據破除患者對於中醫的偏見與迷思。

深知患者前來診所，想獲得的不只是醫療救助，更需要的是醫師的陪伴和鼓勵，才能好好度過減重這段長路，我們或許不是最豪華的隊伍，但是一定用心對待每一位前來減重的患者，幫助他們找回自信與希望。

此外，創立個人品牌名稱還有一段典故，曾陪我度過人生最低潮也

非常艱困時期的好友——唐漢維，當時他犧牲自己的時間，陪伴與鼓勵我走出困境，最後我們一起順利通過醫師國家考試。這讓我瞭解，人一輩子的朋友可以很多，但能發自內心關心你，真的寥寥可數。

因此「澤予堂」的「澤」和「堂」，就是「哲」和「唐」的諧音，以紀念這段溫暖陪伴的友情，提醒我永懷這份對人的同理與感謝，這也是澤予堂 slogan 的由來：信任從「陪伴」開始。

一輩子都瘦用，陪伴每個因體重而困擾的人

「減重只是一個區間，控制體重才是一輩子。」過去，我經常在門診對患者這麼說。

「不管過去試過多少種減重方式，今天有此機緣看到這本書，就是因為那些方式都不適合你，我期望這是你最後一次減重。」現在，我希望對翻開這本書的讀者分享。

本書以「減重」為主軸，推廣「慢慢瘦」的理念觀點、臨床案例、衛教圖表與情境插畫，特別收錄診間患者與民眾常有的疑惑，期許用輕鬆圖文傳遞正確減重觀念。

臨床看診時，我經常畫出一個「黃金飲食倒三角圖」，一半是醫師可以協助的「調整自身體質」，另一半則是求助者需要執行的「改變生活習慣」，雙方必須互相配合才能完成「減重」目標。真正的幫助建立於雙方共識之下，再做心安理得的事。

「一個人無助，一群人相助。」此時，需要專業醫療團隊幫你找出病因、調整體質，才能恢復健康，享受良好生活品質。

我希望透過「慢慢瘦」，陪伴每個因體重而深感困擾的人，不僅是調整體質、控制飲食、鼓勵運動，更關鍵的是幫助每個人找到適合自己的生活習慣，提供能夠維持體重的貫徹計劃。

　　這裡沒有複雜的熱量計算公式，也不是新一代的減重方法，只有中醫師在診療間遇到的日常對話、溫暖互動，陪您走過每個人間四季，活出生命該有的自在與從容。

慢慢「瘦」，才最快

減重 365 天，
告別越減越重的噩夢！

「陳醫師，我好像連呼吸都會變胖？」

「別擔心，交給我，讓我來為你的體重把關！」

　　一年 365 天，讓變瘦成為每日可輕易執行的自然習慣，一起告別越減越重的噩夢。

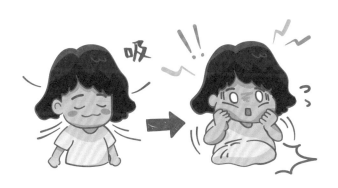

斷食減重，
你還在玩數字遊戲？

「斷食真的有那麼厲害嗎？」

說穿了，斷食就是一種特定區段的飲食控制，

讓一天吃飯時間變短，

使熱量自然而然地下降。

所謂的 168、1212 或 52 斷食等，其實是差不多的概念。

不外乎是用限制或固定飲食時間來達到減重效果，差別在於執行上的難易度而已。因此，除了以上數字，1410 或更嚴格的 186、204 都有人在做，但真的能藉此達到減肥目的，又有多少呢？

減重不是玩數字遊戲！

「陳醫師，斷食為什麼有效？」門診中經常有人這樣問我。

「你的減重還只停留在玩數字遊戲嗎？」我會面帶微笑地說。

各種斷食減肥的機制，主要原理是減少胰島素的分泌，利用身體以單醣作為一種代謝途徑，一旦達到某個時間之後，單醣耗盡（不再進食、減少胰島素分泌），身體就會開始利用脂肪，進而達到燃脂效果。

所以，當有人再次問我：「斷食真的那麼厲害，我也可以嘗試嗎？」其實說穿了，它就是一種特定區段的飲食控制，讓一天吃飯時間變短，使熱量自然而然地下降。

以 168 斷食舉例，一天只吃 8 個小時，因此能吃的東西自然有限，所以熱量自然會減少約 20％到 30％；然而，若是在 8 小時內不停地進食、不停地分泌胰島素，效果反而不好。

由此可知，不完全是因為什麼大道理，而是回歸到一個減低熱量的結果，這也是我認為不一定要執行 168 斷食法，倒不如直接控制熱量，效果都是差不多！

你可能會驚訝於這個事實，168 間歇性斷食法跟直接控制熱量的效果一模一樣，不同的是，前者減掉的很多都是水分！

極具國際醫學聲望的《美國醫學會雜誌》（*The Journal of the American Medical Association, JAMA*），同步證實了這個說法。

值得注意的地方在於，168 斷食法容易讓肌肉量降低，脂肪只會下降三分之一，剩下的三分之二卻是非脂肪的瘦肉，這樣就失去了斷食的本意。

其實，不難理解這樣的結果，多數人執行 168 斷食，早上 8 點起床後過於匆忙而來不及吃早餐，延後到 12 點跟中餐一起吃，但白天是蛋白質吸收的重要時間，長期下來，肌肉量反而容易下降。

因此，168 斷食法只是提供一個簡單規範，讓減重者不需要精心地計算熱量，然而若是不正確的執行，將導致肌肉大量流失，雖然一開始看起來瘦得很快，一旦停止斷食，復胖的速度也會特別快。同理可知，1212 斷食法、52 斷食法等等，結果都相同。

「陳醫師，我不是來減重，而是來減脂！」透過診間不斷地宣導與推廣，當減重者這麼說，我就會給他一個大大的讚。因為在減重的過程中，精準地減掉體脂肪，才是此行目的。

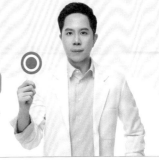

立哲醫師的減重解方

減重者切勿少量多餐！

「少量多餐」可減少腸胃負擔，因此很多人都以為這樣有助於減重，其實不然。

人只要一吃東西，哪怕是熱量再低的食物（例如蒟蒻條），就會刺激胰島素分泌，胰島素一旦分泌，人體就會轉而利用單醣，停止代謝脂肪的機制，因此就不會達到減脂效果。

所以我會常常提醒前來門診的患者，千萬不要少量多餐，因為不停地少量多餐，就會不停分泌胰島素，身體就永遠不會有燃燒脂肪的時間了。

我也會利用 168 斷食法解釋其中的機制，提醒患者不要在餐與餐中間進食。

各類「數字減重法」飲食規則

		執行方式
	168 斷食法	一天規劃 16 個小時為禁食時間，其餘 8 個小時可正常進食。
	186 斷食法	一天規劃 18 個小時為禁食時間，其餘 6 個小時可正常進食。
	1212 斷食法	一天規劃 12 個小時為禁食時間，其餘 12 個小時可正常進食。
	204 斷食法	一天規劃 20 個小時為禁食時間，其餘 4 個小時可正常進食。
	1410 斷食法	一天規劃 14 個小時為禁食時間，其餘 10 個小時可正常進食。
	52 斷食法	以一週為單位，規劃 5 天為進食日（攝取正常熱量），另外 2 天降低攝取熱量（約 1/4）。

減重不是數學題，
別再玩數字遊戲！

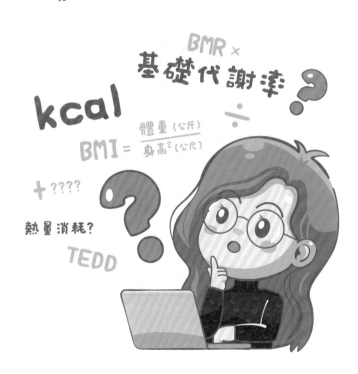

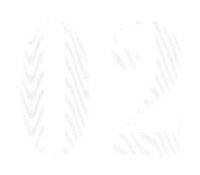

瘦下來之後，
如何不輕易復胖？

有些醫師可能不會顧及「後面的事」，
因為他們認為只要讓患者順利瘦下來，
就代表成功了。
至於後面怎麼樣，就是個人的問題了⋯⋯。

「能不能瘦下來？可以瘦多快？」關於減重問題，這是一般人最介意的事情，大多數的醫師也都著重在此。

不過，經驗卻告訴我，必須花更多心思研究這個課題——當你瘦下來之後，怎麼樣才不會輕易復胖？

很難做一輩子的減重法，不建議採用！

有些醫師可能不會顧及「後面的事」，因為他們認為只要讓患者順利瘦下來，就代表成功了，至於後面怎麼樣，就是個人的問題，因為他自己亂吃東西、停止減重、沒有回來看診而導致復胖。

但我真心希望幫助所有患者「健康瘦」，來到我這裡的患者通常已經試過各式各樣的減重方式，或者吃過很多減重藥物，西藥也好、打瘦瘦針也好，他們確實曾經瘦下來過，可是一旦停止不做，體重就又升上去了。

「那些非常嚴格的減重方式，你能夠持續做多久？」我常常會問患者這個問題。你的答案是 3 個月、6 個月、3 年，還是 6 年？我相信大部分的人，都知道是不可能的，因此這些過度辛苦的方式要能長久維持，其實是相當困難的一件事。

既然以後很難做得到，當然不建議他們現在這樣做！

數字斷食法的概念也是如此，如果覺得很難做一輩子，那麼就不建議採用這種形式。

不過，所有方式都有它存在的意義，當減重遇到停滯期的時候，確實可以採用不同的方法做變換。舉例來說，長期使用一種適合自己的減重方式，總會遇到身體已經停滯的狀態，此時可以短期執行 168 斷食或

是生酮飲食，這是可行的嘗試，目的只是讓身體脫離舒適圈，避免習慣當下的狀態，有助持之以恆的減重。

醫師，我好像呼吸都會胖！

我常常說：「減重不是一道數學題目。」意思是減重並非計算熱量，吃得少就會瘦多少。

如果是這樣的話，那就太簡單了，根本不需要我們醫師的存在，只要找到一個計算熱量的方式，加上意志力，自然就會瘦下來。

可是，減重並不是這麼容易的事，我相信曾經減重過的人都知道，有時候吃得很少，也會變胖，所以不少患者會說：「陳醫師，我好像呼吸都會變胖！」

事實上，因為身體是一個生物體，一開始執行減重計劃會瘦很快，是因為變動很大（從正常飲食轉換成前述任何一種飲食控制方式），都有可能突然瘦下來。

然而，因為跟平常不一樣，也會造成後面的反彈。假設一個人持續執行 168 斷食，這樣做了半年，甚至一年，因此瘦了 15 公斤。

有一天，當他回到正常飲食，對於身體來講，又是一個很大的改變，而且是「不好的改變」，體重也會很快地回彈！

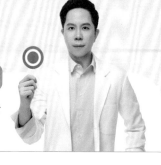

中醫減重專家

立哲醫師的減重解方

問問自己：「減重目的是什麼？」

「你的目的是什麼？」回到減重本身，我常問患者這個問題。

舉例來說，一些藝人朋友前來減重門診，可能是因為一個月後要錄製節目或出唱片，需要在短時間內恢復苗條身材，那麼他們執行數字斷食法，就很有道理。

因為他們必須爭取在有限時間內快速瘦身，所以等到他們錄影結束、出完唱片之後，就可以回到正常飲食方式，就算胖回來也沒關係。

不過，我會跟患者說：「你們來到我的門診，都是希望瘦下去之後，不要再胖回去，為什麼還要選擇這種方式？」其實，數字減重法的概念都是對的，最大的問題出在，它並不是讓大多數人可以持續的飲食法。就算是的話，也會遇到停滯期，還是得改換別的方式。

因此，最終還是要釐清自己的減重目的，才能做出對自己最正確的減重選擇。

為什麼會有
減重停滯期?
▶ **4招帶你穩穩PASS**

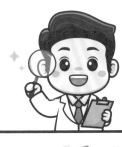

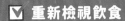
☑ 重新檢視飲食

- Days
- Week
- Month

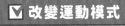
☑ 改變運動模式

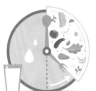
☑ 調整飲食模式

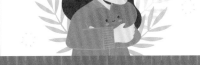
☑ 留意身體狀況及保持心態正向

這樣減、那樣瘦，盤點其他減重飲食法

	飲食重點	減重機制	減重侷限
生酮飲食	完全不吃糖，增加 100% 蛋白質加脂肪	身體因為沒有葡萄糖可供燃燒，轉而燃燒體內的脂肪，進而產生酮體	停止操作後，容易復胖，對於健康具有未知風險性
減醣飲食	減少糖分攝取	利用身體內的葡萄糖和肝醣，轉而燃燒脂肪	停止操作後，容易復胖
蛋白質飲食	增加蛋白質的攝取	減少脂肪囤積，提升身體的肌肉	停止操作後，容易復胖
地中海飲食	攝取豐富魚類、堅果、好油、優良的蛋白質，低鈉調理	容易落實，日常維持體重的參考方式	減重效果比不上前幾種
代餐	熱量較低、高纖、低 GI 的食品	容易產生飽足感，達到自制成效	體內產生大量脫水狀態，無法取代正餐

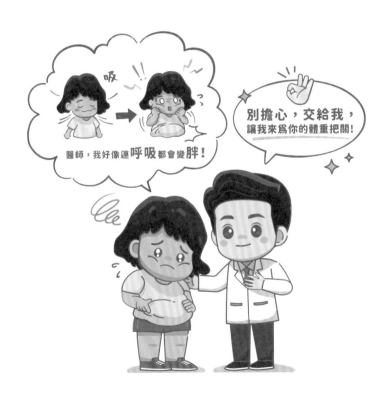

各類減重法紛出籠，
有效關鍵全揭露！

雖說「抑制食慾」、「增加代謝」兩大重點，

西藥一樣做得到，

但中醫特色就在於因應個人體質進行調理。

「陳醫師，減重一定要吃藥嗎？」

「既然可以透過科技的檢測，或是合理合宜的飲食方式，就可以變瘦的話，那麼為什麼還要吃藥、埋線？飲食做得到的事情，為什麼還需要藥物呢？」不少人都曾提出這樣的疑惑。

事實上，合理的飲食控制當然有機會瘦下來，但往往發現瘦到一定程度就常常遇到瓶頸，再者，並不是每個人都有辦法輕易地改變飲食習慣。因此，適當的給予藥物、埋線等輔助，對於減重往往有事半功倍的效果。

很多患者可能也會擔心，這樣是不是一輩子都要吃藥，我通常會這樣解釋：「試著把肥胖當成是治療一種疾病，當下當然需要藥物的幫助，但是已經治好了、瘦下來了，就不需要繼續吃藥了，維持體重是不應該依賴藥物的！」這是我一貫的回答。

中藥減重與埋線雕塑：體質調理，為減重加分

對於這樣的問題，還可以回溯到當初想出版這本書的核心精神，藥物只是幫助患者達到瘦身、穩定體重的一項工具而已。

身為一名中醫師，我把有助於減重的療法或方式，都當做是一項工具。重要的是，到底哪個工具適合自己，才是最大的關鍵。

中醫的強項，還是在於個人體質調理，針對不同的體質，有不同的辦法，採用不同的藥材配方，協助體質調回到正常的狀態，減重效果自然加分，起到一個相輔相成的作用。

首先，並不是所有人每天都能將「飲食控制」做得完美，且在沒有任何幫助的情況下，有時候礙於年紀、作息等因素，減重前期就需要藉

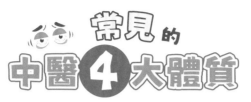

常見的中醫4大體質

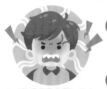

肝火大

常見症狀

個性急躁易怒，常伴隨頭暈頭脹、口苦或口渴、便祕、小便黃。

改善方針 可使用

▶ 柴胡類方去清退肝火

痰濕重

常見症狀

胸悶痰多，腸胃不適的症狀，食慾差、打嗝、胃酸。

改善方針 可使用

▶ 溫膽湯類方去燥濕祛痰

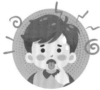

虛火旺

常見症狀

入睡前常感心煩而難入眠，手心熱、口乾、腰痠。

改善方針 可使用

▶ 知柏地黃丸類方滋陰降火

心脾虛

常見症狀

多夢易醒、心悸健忘、疲倦無力、胃口差、面色暗沉。

改善方針 可使用

▶ 歸脾湯類方補益氣血

由飲食、藥物幫助患者習慣新的飲食方式，也需要透過藥物協助提升患者的代謝能力。

哪怕是食量小、吃不多，代謝不太好，雖然可能不會變胖，但也瘦不下來。

雖說「抑制食慾」、「增加代謝」兩大重點，西藥一樣做得到，但中醫特色在於因應個人體質進行調理。有些人的肥胖，也許是因為體內濕氣重，也可能是氣虛，也有可能是睡眠問題，或是內分泌問題所致，例如：壓力很大、荷爾蒙失調導致過食等等，至此就無法單靠飲食做出調整了。

這些身體狀態或疾病，都需要依靠醫師專業的評估及藥物治療，加上飲食控制，減重才會有更好的效果。

因緣之下，許多朋友前來我的門診尋求協助，等到有一天減重成功，他們仍想要繼續維持理想體重的時候，還是可以透過中藥調理身體，讓自己呈現良好狀態。

關於埋線這件事，有些人會說：「目的就是要刺激穴道，可以瘦局部！」這句話有點不太對，原因在於「埋在穴道」、「埋在脂肪層」兩者的不同。

「埋在穴道」主要處理全身性的問題，例如：埋「消水腫」的穴道，幫助改善全身的水腫；埋「腸胃」的穴道，有助消化；埋在一些可能幫助「代謝」的穴道，讓代謝提升，確實是做得到的事情，也是埋在穴道的目的。

人體全身穴道大約 300 多個，有時候肚子一次可能就埋 50 至 60 針，把線「埋在脂肪層」，進而誘發免疫反應、發炎反應去代謝掉脂肪，讓

雕塑有感，才是真正埋線的目的。

　　曾聽過有些減重埋線的中醫，每週回診，開立一個禮拜藥物，贈送10 到 12 針的埋線，可能就是肚子埋個兩針，手臂各埋一針，然後腳埋一針，老實說，沒有達到一定的「量」的話，這種方式只是噱頭而已，裡頭也可能是空針或可能會衍生衛生問題，並無法真正雕塑體態，這個部分要特別留意。

　　「許多在診所埋線的患者，實際上並不胖，這是為什麼呢？」

　　他們的體重大多數都很標準（例如：165 公分，45 公斤），而是著重在手臂、大腿等部位做局部雕塑，很多身材苗條纖瘦的人，包括我自己的好朋友，對局部體態感到不滿意，我對於這些人不會開立任何減重藥物，而是採用大量埋線的療程，結果都能得到明確且正向的反饋。

　　不管是腰圍、大腿圍都有明顯變小，但體重並沒有下降很多或維持不變，由此證明，埋線對於局部雕塑具有一定效果。

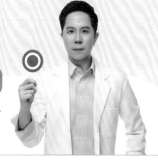

中 醫 減 重 專 家

立哲醫師的減重解方

埋線是一種雕塑

正所謂：「中藥減重、埋線雕塑。」兩者最大的差異，我認為埋線比較偏向雕塑。

埋線原理是把一段羊腸線，埋在我們的穴道、脂肪層裡面，這樣一個外來物會誘發身體的免疫反應，反應的過程中，周遭的脂肪跟著羊腸線一起被白血球吞噬掉，所以脂肪細胞的面積和體積就會開始變小，達到局部雕塑的作用。

如果今天一個 100 公斤的人問我：「陳醫師，可以不要吃藥，只埋線就好嗎？這樣會不會順利瘦下來？」老實說，這是不太有效率的方式。

對於這類需要先瘦下一定體重的患者，單純埋線並不是首選（就算腰圍少 1 公分，對整體目標的達成並沒有太大的意義，還要衡量自身經濟能力、減重目標），而是透過飲食控制，同時搭配藥物的介入，讓代謝增加，才會有比較好的效果。

耳穴減肥法：刺激穴道，輔助身體調養

耳穴和埋線，兩者概念其實不太一樣。

耳穴的應用非常廣泛，利用刺激耳朵上面的穴道，可以用來輔助減重效果，原理跟一般熟知的針灸相似，但是針灸必須一週到診所回診 2 到 3 次，需要花費的時間成本太高，因此改用耳豆、耳針，貼在耳朵的穴道上，達到持續刺激穴道的效果。

「陳醫師，貼耳穴的目的是什麼？是不是就不會餓？」說實話，顯現的效果，取決於醫師選擇哪些穴道。

我自己會幫患者貼耳穴，但最重要的目的反而是幫助改善睡眠品質，所以會選擇貼在耳神門穴，此穴也有增加代謝和抑制食慾的作用。

不過，值得一提的是，如果想要單靠耳穴的穴道變瘦，那是不可能的事情！絕不會因為刺激一個穴道，就完全感到不餓，提高代謝，因此在中醫療程中通常作為一種輔助。

如果沒有配合其他藥物或專業的減重規劃，大概就不是專門的減重門診，只是患者提出減重的需求，而做了這件事情。在我看來，貼耳穴比較偏向某種心理治療，抑制食慾的效果，絕對比不上吃中藥的效果好。

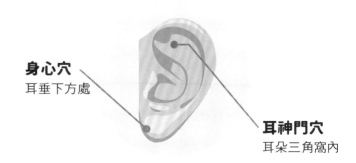

身心穴
耳垂下方處

耳神門穴
耳朵三角窩內

睡眠減重法：好好睡，自然就瘦下來

人體中有 3 種激素與減重密不可分，其中跟睡眠有很大關係的，像是瘦體素（Leptin）、飢餓素（Ghrelin）和生長激素（HGH）。

生長激素可以增加一個人的代謝，尤其是在深層睡眠的夜間 11 點到凌晨 3 點分泌最多，特別在某個年紀以後對於減重影響最大。

舉例來說，如果今天是 18 歲，因為年輕、代謝良好，即使每天熬夜，只要少吃一點，還是可以很容易瘦下來，此時睡眠的影響就沒有那麼大。當女生可能過了 28 歲，男生過了 30 歲，代謝開始逐漸往下掉的時候，睡眠相對變得越來越重要，如果因為長期熬夜、睡不好，沒有分泌生長激素，代謝失衡的情況下，減重效率就會不佳。

另外，當人體分泌足夠的瘦體素，食慾就會被抑制。也就是說，瘦體素分泌越多的人，越不容易感覺飢餓。假使因為長期熬夜、血清素分泌不足、飢餓素增加，就會發現容易感到飢餓、食慾變好，自然會變胖。

睡不好的話，也會影響水分的代謝，造成水腫，可能誘發其他疾病，例如甲狀腺問題等。

所以，擁有良好睡眠是至關重要的一件事，很多人為了減重食用一些高代謝的藥物，有時還會影響到睡眠品質，長此以往，除了瘦不下來之外，搞不好還會變得更胖！

運動減肥法：沒運動加上亂吃東西，才是變胖元凶

「陳醫師，我一個禮拜都運動 3 到 5 天，每週都去健身房，就是瘦不下來！」

想要減重 首先得要睡好覺！

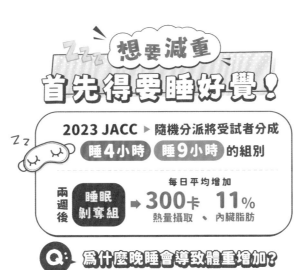

2023 JACC ▶ 隨機分派將受試者分成 睡**4**小時 睡**9**小時 的組別

兩週後 **睡眠剝奪組** ➡ 每日平均增加 **300**卡 **11**% 熱量攝取 、 內臟脂肪

Q: 為什麼晚睡會導致體重增加？

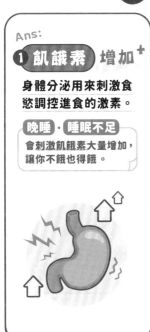

Ans:

❶ 飢餓素 增加⁺

身體分泌用來刺激食慾調控進食的激素。

晚睡・睡眠不足

會刺激飢餓素大量增加，讓你不餓也得餓。

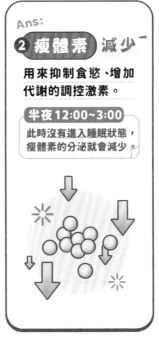

Ans:

❷ 瘦體素 減少⁻

用來抑制食慾、增加代謝的調控激素。

半夜 12:00~3:00

此時沒有進入睡眠狀態，瘦體素的分泌就會減少。

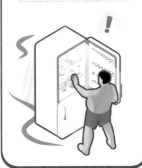

Ans:

❸ 醒著就想吃

只要晚睡、睡眠不足，就無法用意志力來控制食慾，也更難抗拒宵夜時段出現的高熱量食物，而食物也會帶來比白天更高的愉悅感造成上癮！

每回在診間常常聽到這句話，其實不難理解其原因，因為運動消耗的卡路里有限，假設今天跑步 1 小時，健身房雖然顯示消耗 500 到 600 大卡，事實上大概只消耗 200 到 250 大卡而已，所以想要單靠運動減重，除非早晚都跑 2 個小時有氧，還得避免飲食失控，或許才有機會瘦下來！

　　一談到減重，大概都聽過「少吃多運動」，但我常跟患者分享，如果每一天都保持運動狀態的話，的確有助於維持體重，但對於減重效果有限。一般人把運動界定為「只要多運動就會瘦」，並非正確說法。我也常聽患者陳述：「陳醫師，不好意思，我這禮拜變胖，因為比較少去運動……。」這句話絕對是不完整的！他一定漏講了最重要的環節，沒有運動，加上飲食不正常，才會變胖。

　　「不運動不會變胖，只是沒有變瘦而已，或是維持一樣的狀態，所以通常都是因為你不運動，又沒有合理的吃東西，才會變胖！」我慎重其事地對他說，想要藉此導正錯誤觀念，就看他羞赧地笑了起來。

　　「回到減重這件事，就算沒有時間運動，只要進行合理的飲食控制，體重還是可以慢慢掉下來。」我給他一個鼓勵的微笑。

　　假設在減脂的過程中，運動佔 15%，飲食佔 85%。如果一直調整運動的 15%，卻不去控制飲食的 85%，當然會對結果感到灰心，實際上並不冤枉！

　　因為最關鍵的 85% 沒有調整，當然瘦不下來。再者，就是運動的種類和方式，現代人常以健身房作為運動空間，經常量測體脂肪、肌肉重量、基礎代謝率 TDEE，因而陷入「增肌減脂」的迷思。

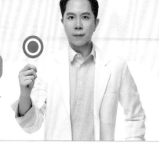

立哲醫師的減重解方

減重以減脂為主，而非增肌

一般人到健身房進行減重，通常都是脂肪太高，而不是肌肉太少（或肌肉不夠多）。在減重的前期，應該先把重點放在減脂，而非增肌。

「為何兩者不能兼備？」這是一個很簡單的概念，比方說你採用一種良好且合理的方式減了 10 公斤，那麼可能會減掉 8.5 公斤的脂肪，以及 1.5 公斤的肌肉，就是好的減脂。反過來說，假使今天想要增加 3 公斤的肌肉（增肌），同時讓脂肪上升 0.5 公斤，也是一種好的增肌。

有沒有發現，增肌與減脂兩者有點小矛盾。好的減脂，肌肉量雖然掉了，可是只掉一點點；好的增肌，脂肪也有可能會微量上升。所以，增肌減脂是一個結果，並非同時發生的事情，我們應該先把脂肪減下來，再做增加肌肉的訓練，才是最好的方式。

以減脂而言，「快走」是簡單有效的有氧運動，只要讓心跳維持在 130 下以上，持續 30 分鐘，就有一定的效果。此外，它會增加後燃率，意即運動後，脂肪還可以持續燃燒。例如：只要有氧運動做半個小時到 40 分鐘以上，心跳 130 下以上，後續脂肪燃燒的時間可以維持連續 4 到 6 個小時。因此，運動目的並非消耗卡路里（跑了 40 分鐘，減少 200 大卡，1 杯無糖豆漿就把它喝回來了），而是作為減重的輔助。

減重就像龜兔賽跑，
重點在抵達終點！

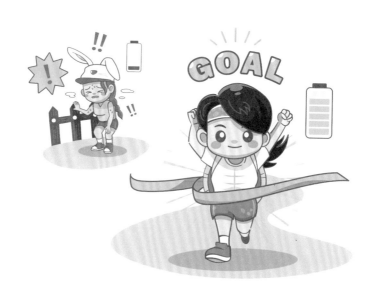

慢慢「瘦」，才最快

西醫快快瘦，中醫慢慢瘦，
我要選哪一種？

　　減肥的決心可以一時興起，但減肥的行動需要理智。各種減重方法層出不窮，其中，中醫減重和西醫減重是兩種常見的方法。

　　本章介紹中西醫減重的差別，方便大家在選擇減重方式時，具備基礎的概念。

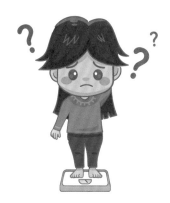

藥物與醫美，
尋找適合自己的減重方式

減肥方法五花八門，有不少人會選擇服用減肥藥，
或者是醫美手段，來快速達到纖瘦體態，
只是若有牽扯到全身麻醉，就不值得冒風險去做。

時序進入了春季，即將進入夏季，每到這個時節，「減肥」一詞就會成為搜尋關鍵字。

再加上中國女星賈玲一年減下 55 公斤的新聞，無形中鼓舞了許多人，開始摩拳擦掌，想要在夏天穿上好看的衣服，為了快速瘦下來，採取了各種方法——節食、運動，甚至是減肥藥、瘦瘦針等方式來追求效果。

減肥方法五花八門，有不少人會選擇服用減肥藥，或者是醫美手段，來快速達到纖瘦體態。

西醫減重的方式通常分成兩大類——一是直接減重，依賴藥物來抑制食慾，例如現在很紅的「瘦瘦針」、減肥藥物，二是體態雕塑，也就是醫美的局部瘦身，例如市面上常聽到的抽脂、消脂針或冷凍溶脂等。

瘦瘦針就是打入胰島素來抑制食慾，或者是利用減肥藥物來控制腦下垂體，讓我們不想飲食，這也可以達到抑制食慾的效果。不想吃東西自然就不會攝入熱量，再加上這些藥物含有利尿劑，讓體內水分快速代謝，體重自然就會下降。一週甚至可能減掉 3 至 4 公斤，人們可以很容易看到減肥的效果，這是中醫減重怎麼樣都追不上的速度。

目前台灣核准的減肥藥有 3 種：羅氏鮮／羅鮮子（Xenical®）和善鮮達（Saxenda®），也就是俗稱的「瘦瘦筆」，以及最新核准的康纖芙（Contrave®），這 3 種藥物都需要經過醫師處方後自費使用，以下為這 3 種藥物的比較：

商品名	說明	途徑
羅氏鮮 （Xenical®）	1、目前唯一臨床上被證實是一款可以幫人減肥、排油的產品。 2、有肥胖病或相關危險因子的患者，若患者為未成年的青少年，BMI 超過標準值時，才能使用 Orlistat 治療。兩者皆需要有醫師的處方，方可使用。	口服
善纖達 （Saxenda®）	1、俗稱的瘦瘦筆。 2、本來是用來治療第二型糖尿病，後來發現對控制體重也有效果，才被應用在減重治療上。	皮下注射
康纖芙 （Contrave®）	衛福部最新核准的口服減肥藥物。	口服

商品名	作用方式	副作用
羅氏鮮 （Xenical®）	在小腸的吸收脂肪過程中，抑制脂肪分解酵素，使脂肪無法被吸收進體內。 因為脂肪無法被吸收，所以會產生潤滑性腹瀉，也就是上廁所時，會有一層油浮在表面。	腹痛、油便

善纖達 （Saxenda®）	藉由主要成分為利拉魯肽（Liraglutide），這是一種與升糖素類似胜肽（Glucagon-like peptide-1），來控制大腦中樞神經的下視丘產生飽足感，並抑制食慾，減少對食物的攝取，達成減重的效果。	便祕、嘔吐、腹瀉、食慾下降和低血糖
康纖芙 （Contrave®）	刺激下視丘 POMC 神經元，釋放神經傳導物質以減少飢餓感，並阻斷下視丘釋放飢餓感的反饋迴路，讓人自然而然地感到飽足而不想進食。	噁心、便祕、頭痛、嘔吐、頭暈、失眠、口乾、腹瀉等

「陳醫師，我看很多人因為吃了減肥藥，不僅沒有成功減肥，甚至還要靠洗腎度日！」很多人對於減肥藥又愛又怕，既想要輕鬆減重，但又害怕吃藥產生的副作用而造成遺憾。

其實，我從來不覺得藥的副作用很大，不管中藥或西藥，在門診，從來不用藥品副作用的觀點跟患者溝通。因為任何一位醫師都是秉持著專業來評估用藥，確認患者可以承受範圍的劑量，才敢開立藥物，沒有醫師會拿健康開玩笑。

醫美的選擇，抽脂 VS. 冷凍減脂

第二種類是體態雕塑，也就是醫美的局部瘦身，例如市面上常聽到的抽脂、消脂針或冷凍溶脂等。消脂針的概念跟埋線有些類似，也是把

外在物打到脂肪層誘發免疫反應，讓脂肪細胞代謝掉，不過因為是外來物，若是想要選擇的話，還是要看自己會不會產生過敏，因此需要經過醫美專業醫師的評估，再做決定。

想藉由醫美來快速達到纖瘦體態，第一個想到的通常都會是抽脂，顧名思義就是把脂肪除掉的減脂手術，是一種唯一一個可以把脂肪細胞直接拿掉的方式。

減肥與抽脂的不同之處在於，減肥改變脂肪細胞的大小，而抽脂則是改變脂肪細胞的數量，因此需要全身麻醉，但凡有「全身麻醉」的手術，都有一定的風險。所以，我都會跟看診者說：「只要有任何一件事情牽扯到全身麻醉，就要非常審慎評估，除非這個手術關係到你身體的健康或是生命的延續。」

近年來也有越來越多不同的減脂方式，譬如最近興起的冷凍減脂，讓許多愛美人士趨之若鶩。「冷凍溶脂」是一種非侵入式的減脂方式，利用脂肪不耐冷的特性，透過低溫冷凍或是降低溫度溶脂，以此達到減脂效果。

不過選擇冷凍減脂的人，也要有正確的認知與期待，才能達到符合預期的效果。冷凍減脂無法讓體重明顯下降，但可以局部雕塑，改善身材的線條。

減肥說穿了，真的沒有捷徑！

「我想要抽脂，請問建議嗎？」每當有朋友想要透過醫美來減脂，都會向我詢求建議。

「如果只是為了減重而選擇抽脂，我的回答是：『不建議！』」

儘管現在的醫美技術跟 20、30 年前相比，已經純熟許多，但只要牽涉到全身麻醉就會有一定的風險，這跟技術沒有關係。再來，就是要問問自己抽脂的目的是什麼？是想要快速瘦下來？還是為了健康、為了美？

　　身為一位減重診所院長，會來到診所來找我的人，每一個都想要變瘦、變漂亮，但想要健康瘦下來，我就不建議去抽脂，儘管抽脂可以很快瘦下來，但有些人抽脂之後的皮膚反而會變得凹凸不平，甚至會變得鬆鬆垮垮的，對於想要變美的人來說，這應該不是你們樂見的吧？

　　除此之外，抽脂並不是一勞永逸的方法，抽脂也只能局部抽脂，當你將大腿的脂肪細胞抽掉，但其他部位的細胞還是存在，甚至會越養越肥，最終在抽脂的路上越走越遠。

　　「陳醫師，我想要做埋線減重。」小張曾經做過抽脂手術，但他還是找我做埋線減重，這是為什麼？抽脂只是暫時的，最終還是要回到合理的飲食控制、減重方式，我不喜歡抽脂的原因就在這個地方。我覺得減肥並不是抽完脂就能夠一勞永逸的事，而是還需要重新面對「你會變胖」、「代謝會下降」的事實，為了減肥做了這麼多、花費龐大金額，還要承擔全身麻醉的風險，最終還是要回歸到最原始的方式，是不是賠了夫人又折兵？所以，我才常常苦口婆心地說：「減肥說穿了，真的沒有捷徑！」

　　「瘦得越快，胖得越快。」這是我經常對來找我減重的患者說的一句話。我在減重診所看診了這麼多年，經常會遇到為了減重繞了一大圈，最後還是回到我這裡從頭開始減重，反而浪費了十幾年減重的歲月，然而壞習慣已經養成了幾十年，想要一下子改變相當困難，變得很難減下

來，也讓自己沒有成就感而沮喪萬分。

縮胃手術，逼不得已的選擇

西醫減重最極端的方式就是手術，譬如說大家曾聽過的「縮胃手術」。

縮胃手術是經由減少胃的容量來限制食物量。顧名思義就是讓我們身體能吸收的範圍變小，所以吸收率可能會從 100%，降低到 80%，甚至是 60%。胃容量都減少了，自然就會讓人很快地瘦下去，可是這個減重方式就連西醫都不推薦，因為對身體的傷害真的太大了。

做了縮胃手術，等於是切除一部分的器官，所以通常是患者的肥胖已經危害到生命時，我們才會做這樣的考量。如果患者才 80、90 公斤，我就反對做這樣的選擇，因為手術對身體的負擔真的很大。

以前在當兵時，有一位士官長做了縮胃手術，確實從 130 公斤降到 90 幾公斤，但他光是在服役的這段時間，就昏倒過 3 到 4 次，因為他改變了身體的吸收狀況，只是如果這位士官長再繼續變胖，就有中風的高風險，容易有生命危險，他才不得不接受西醫的建議，做這樣的手術。他確實變瘦了，可是身體也變得虛弱，沒有像以前這麼有精神。我覺得這個比較像是「兩害取其輕」的一個選擇。

所以，西醫減重有其優勢的地方，可以抑制食慾，快速降低體重。就像我說的，你減重的目的是什麼？如果是想要像我們這本書的書名一樣「慢慢瘦」，那麼大概會希望瘦下來後不要再復胖，除了服用藥物、醫美減脂之外，還是要回歸到飲食、生活習慣的改變，才能不用反覆變胖、反覆減肥。

減肥和抽脂的不同

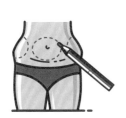

減肥

透過飲食控制、運動、藥物等方式，
改變脂肪細胞的大小。

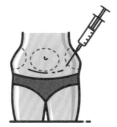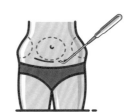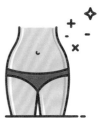

抽脂

透過侵入式手術，將脂肪細胞拿出身體，改變脂肪細胞的數量。

難道喝水也會胖？
做一下檢測吧！

透過肥胖基因檢測、腸道菌相檢測，
發現造成肥胖的原因，
我們也可以更深入地瞭解個人的身體狀況，
從而針對性地調整飲食、生活習慣和治療方案。

「減肥」是現今許多人都會煩惱的課題之一，從生酮飲食、喝水減肥法到 168 斷食法，減肥方法層出不窮，但你有試過「中醫減肥」嗎？中醫減肥重視身體內部的平衡與調整，任何人都可以嘗試，但仍然需要專業醫師的評估。

現代醫學結合中醫概念，找出肥胖主因

　　「院長，我覺得我喝水都會變胖！」

　　「她半夜還在吃麥當勞，我都不見她變胖！」

　　其實，有些人之所以肥胖，遺傳基因佔很重要的因素。假設我的生父生母是 A，可是我在 B 家中長大，長大之後會發現我的體態更接近原生家庭的父母 A，而不會接近養父養母 B，這證明遺傳基因往往是決定體型的重要原因。這就是很多人覺得很委屈，不管怎麼減、怎麼控制飲食還是瘦不下來，遺傳佔了很大的原因。

　　因此，我們可以透過現代醫學的檢測方式，例如肥胖基因檢測、腸道菌相檢測來瞭解是什麼原因造成肥胖。肥胖基因檢測、腸道菌相檢測並不是西醫專屬的檢測項目，我會把它定位在比較像是現代醫學結合中醫的概念，並不是只有西醫能做的事情，它比較像是一個新的治療工具跟評估方式。

減重沒效果？肥胖基因檢測揪出罪魁禍首

　　透過肥胖基因檢測，檢查出自己對什麼東西會比較容易造成肥胖。例如，有些人是吃蛋白質比較容易變胖、吃脂肪比較會胖，還是攝取糖分比較容易變胖？甚至我們還可以比對哪一種運動比較適合自己，其實

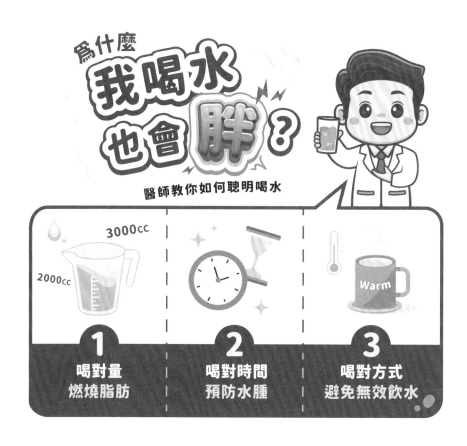

為什麼
我喝水
也會胖？

醫師教你如何聰明喝水

3000cc
2000cc
Warm

1
喝對量
燃燒脂肪

2
喝對時間
預防水腫

3
喝對方式
避免無效飲水

我們可能比較適合有氧運動，但平常都做重訓，反而無法達到減肥效果，又或者是比較適合無氧運動，有氧運動的比例就可以降低。

肥胖基因檢測的報告還可以看基因型，身體對於一些免疫代謝疾病的發病可能性有多高，可以藉此抓出以前沒有發現過的可能疾病。

肥胖基因的檢測很簡單，只要採集血液或是唾液送檢，再利用基因定序的方式檢測，把肥胖風險及營養代謝相關指標全部列出來，當作我們判斷的工具。

基因雖然是天生的，我們無法改變，但是中醫有一個中立的角色在於——可以改變體質。

中醫師可以從這個切入點，瞭解你的基因，調整體質狀態。從中醫的角度將人體分類為「金、木、水、火、土」這 5 種型態，就是不同體質的調理，再融入我們的減重治療。我認為減重其實也是客製化的一種方式，透過基因檢測瞭解患者的體質，再針對患者訂製專屬於他們的減重方法，就不會這麼盲目地一式多用。

當然中醫本來就是個體化，而讓減肥治療變得更有數據支持、更科學性，就是我一直想做的事。

你吃對益生菌了嗎？

大家都知道要補充好菌，臺灣人也很喜歡吃益生菌，各式各樣的益生菌都會嘗試，但實際上根本不知道自己缺乏什麼，只知道要補充好菌而已，所以腸道菌相檢測就是我們透過一個檢測，瞭解身體上的各項菌種的數量多寡，再判斷應該要補充哪些好菌，對身體才能起到真正的幫助，同時也可以察看缺乏哪些菌種進而造成肥胖，因此可以特別去補充

這些菌種。

　　診所近幾年開始引進腸道菌相檢測，我們通過糞便的採集，判斷腸道裡面的菌種有哪些？腸道裡的菌相長什麼樣子？好讓患者補充適合的益生菌。我自己相當贊成吃益生菌，因為益生菌的概念跟中醫有點像，益生菌是徹底改善腸道菌種，並不會在停止服用益生菌之後就無效，當你把好菌養起來，這些好菌就會一直存在。

　　中醫很強調腸胃調理，我們也會給予患者好的益生菌，所以我也希望透過這個腸道菌相檢測的介入，讓患者吃到適合自己的益生菌，而不是胡吃海塞很多不適合的益生菌。透過中醫調理身體，可以由中醫師幫忙把關，針對體質調整用藥。

　　對於益生菌，過去我們一直沒有一個統一的標準，所以現在透過腸道菌相的檢測工具，讓我們補充益生菌的時候，可以精確地吃到該吃的益生菌，進而達到維持體重或是減重的效果。

　　透過中醫以及現代醫學的技術手段，讓減重治療變成一個客製化、科學化的過程。從肥胖基因檢測到腸道菌相檢測，我們可以更深入地瞭解個人的身體狀況，從而針對性地調整飲食、生活習慣和治療方案。而中醫的角色也不限於調理體質，而是提供了全新的減重理念，讓我們可以更有效地管理體重，並實現健康減重的目標。

　　無論是中醫還是西醫，每一種減重方法都有其獨特的價值，而結合中西醫的減重法更能發揮彼此的優勢，為減肥者提供更全面、更有效的解決方案。

我是哪一種肥胖？

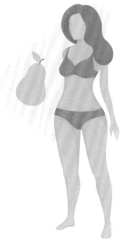

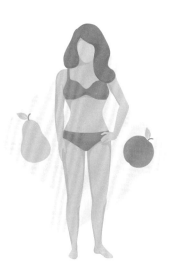

梨型

上半身纖細，脂肪主要堆積在下半身（大腿、臀部），常見於因工作需要久坐、缺乏運動的上班族。

蘋果型

脂肪主要囤積在背部、腰部、腹部等上半身，而下肢較為纖細。

沙漏型

特徵是腰瘦，結合蘋果型上半身與梨型下半身，可說是全身性肥胖。

量身訂製的減肥法，
就是中醫價值所在

中醫的特色，在於改善體質。

透過中藥的減重，結束之後，

身體也能維持在好的狀態，

停藥之後也比較不容易復胖，這才是中醫的強項。

最近有一位 150 公斤的患者來找我減重，在西醫的角度，150 公斤絕對可以選擇做縮胃手術，但他現在透過中醫調理，經過 8 個月左右，已經回到了 100 公斤出頭，大概減了 50 公斤，所以只要穩定改變飲食方式與生活習慣，這個人都有機會瘦下來。

減重三大原則：抑制食慾、增加代謝、排便順暢

任何的減重方法，包括中醫減重都要先回到最基本的三大原則——抑制食慾、增加代謝、排便順暢：

抑制食慾：抑制食慾的目的不是「不吃東西」，而是「吃你該吃的東西」。很多人一聽到抑制食慾，還以為我讓他們節食，事實則不然，我不斷強調該吃的食物還是得吃，只是要吃進合理的熱量。

增加代謝：我們確實可能會因為年紀的關係，使得代謝速度下降，導致慢慢變胖，這時候可能開始嘗試節制飲食，但是體重還是掉不下來，所以我們才要透過中藥來增加代謝。

排便順暢：排便很重要，排便順暢這件事情，很多人都認為會變胖，是因為沒有好好上廁所和便祕的問題。

不過，我要先跟大家說一個觀念，到底什麼叫便祕？假設 2、3 天上一次廁所，其實嚴格來講，這不算便祕；又或者是只要 7 天裡面，有 2 天上廁所，也不叫便祕。只要有正常排便對肥胖就不會造成太大的負擔。

我幫患者開一些幫助排便的藥，其實也只是讓他合理地上廁所，一天頂多一次。中藥並不是讓人一直拉肚子，因為「拉肚子不會變瘦」。坊間很多的產品茶包、美孅產品等，都在強調「我吃完之後，排便好順暢，然後就瘦了！」這絕對都騙人的！

除非你有超過 5、6 天沒有排便，才會因為這問題，造成體重上升。所謂排便順暢，是自我感覺好像將體內的垃圾都排掉了，可是這些排掉的東西，只要喝個水就會回來了，所以並不會因為拉肚子，而讓我們瘦下來。

拉肚子一直都不是減重的關鍵因素，我們只是希望透過合理的排便，讓這些糞便不要在腸道裡面待太久，讓腸道過度吸收糞便的水分，從而導致便祕。所以在減重過程中，你會發現兩天上一次廁所，不太會影響減重成效。

停藥之後不復胖，才是中醫強項

其實西醫、西藥也能做到抑制食慾、增加代謝、腹瀉的作用，所以這 3 個原則並不完全是中醫的特色。而中醫的特色，在於改善體質。

每個人的體質不一樣，所以要解決的事情，不會只有這 3 件事情而已，必須要透過中醫調養改善患者的身體狀態，可能是虛胖，可能是水腫，也可能是肝火旺，這些東西都會造成肥胖，但中醫就可以藉由中藥、針灸等方式，從個人體質來調理，這樣一來，減重藥物才會起作用。

中醫減重絕對不可能將 A 的中藥也複製一份給 B 吃，因為每個人的藥都是量身訂製，這才是中醫的價值所在；透過中藥的減重，結束之後，身體也能維持在好的狀態，停藥之後也比較不容易復胖，這才是中醫的強項。

如果單就抑制食慾、排便，那有很多種可以選擇的方式，所以中醫的本質上是透過減重的過程，讓患者的體質及身體，因為減重而變好。當患者從一個很容易肥胖的體質，調養成比較不容易肥胖的體質，這個

才是減重過程最大的收穫。

就安全性來講，只要是藥物都有它的風險性存在，但毫無疑問地，中藥一定比西藥溫和很多，不過就要看每位醫師如何開藥，一旦劑量超過患者的負荷範圍，中藥還是具有危險性。

但凡是藥物，就會有劑量的限制，每個人依照不同的體質，有不同的適合劑量。若是為了減重，明明醫師叫你吃一包，你偏偏要吃兩包，刻意吃進很重的劑量，對身體造成負擔，反而容易賠了夫人又折兵。

在開立中藥幫助減重的原則上，可能有 60％ 至 70％ 的目的是調體質，其餘才是為了減重的藥物，所以對身體的負擔非常輕微。我都跟患者講，只要透過專業醫師開立的中藥，長期使用是沒有任何問題，往往造成身體負擔的前提是「過量」，減重調理都是由患者每次回診，醫師透過把脈及問診去做調整，而不是單一種藥方就要讓患者吃一輩子。

反過來說，如果一種藥一直吃，一定會出問題，因為身體狀況在改變、體質狀態在改變、體重也在改變。中藥對肝臟跟腎的負擔其實蠻小，幾乎可以說是沒有顯著的差異，可是當患者吃錯藥，或者亂吃藥，還是有風險存在。如果用對的方式吃中藥，確實風險非常低。很多人是因為吃西藥感到不舒服、心悸，所以才尋求中醫的幫忙。中醫確實可以做到，在不影響其他器官的狀況下，一樣有減重的效果。

想成功瘦身就別違反人性，
這幾個關鍵記下來！

減重是一輩子的事，

如果一件事情不能很輕鬆地長期執行，

就要考慮不要使用這樣的減重方式，

只會越減越沒有效。

「違反人性、越難執行的減肥法，就越容易失敗。」這一直都是我的減重核心概念。

太多的減重醫師及營養師喜歡講大道理，跟患者說應該要吃什麼、幾個手掌的份量、挑選低 GI 食物，這些東西概念都對，確實對減重有所幫助，可是就很違反人性。

什麼叫違反人性？意思是說，這並不是我們每天都能做到的事情，不像呼吸或是不用思考就能做到的事情。捫心自問，這種方式是不是維持幾天就受不了，然後又回到原本的飲食模式？所以，我會花很多時間溝通觀念，以患者做得到的方式去調整飲食作息。

瘦下來後，才是減重的開始

如果只是單純幫患者調理、埋線、降低食慾，其實不用特意來找我看診，只要開個抑制食慾的藥給患者就會變瘦。因為他們會逼自己吃得很少！可是大家都不去思考，現在減重的方式，真的可以持續一輩子嗎？

這是我一直在強調的事情。我之所以把這本書取名為《慢慢「瘦」才最快》，是希望大家可以知道，我們一直都在減重的路上，花一輩子在維持體重，並不是瘦下來之後就沒事了，而是瘦下來之後，要如何維持住體重才是重點。

如果每次都要用很極端的方式減重，只會一次比一次更沒有效果。如果將「減重」形容是「患者想治病」，是不是比較好理解？今天患者因為一個小感冒，跟我說：「陳醫師，我可不可以住院開刀？」你會不會反問，為什麼需要住院開刀？不是吃個感冒藥就會好了！除非今天患者不小心併發肺炎，需要住院施打抗生素治療。

這個概念是什麼？減重一開始當然是用最簡單的方式，運用合理的飲食，以很輕鬆、簡單的方式讓人瘦下來。

如果過程中遇到停滯期，就像治療遇到瓶頸期，醫師需要調整治療方式一樣，減重者也要調整飲食習慣或是運動方式，例如採取生酮飲食、168 斷食法，或者是從無氧改成有氧運動。

減重是一輩子的事，如果一件事情不能輕鬆地長期執行 3 年、5 年、10 年、20 年，真的要考慮不要使用這樣的減重方式，因為只會重複一樣的問題，而且越減越沒有成效。

量身訂製瘦身法，不怕再復胖

正確的減重觀念大於一切。觀念正確了，減重只是方式的選擇而已，一旦這樣想，就不容易失敗。選擇一個很極端的方式，失敗率真的很高。

持續的減重失敗之後，會想嘗試更多極端的方法，這樣以後就很難再減重了。我們每失敗一次，等到下一次想要減重，年紀也跟著增長了。18 歲時期減肥跟 25 歲的時候減肥，與 30 歲時減肥，到底還是不一樣的。我們一直在變老，所以減重一次會比一次更加困難，這就是年齡代謝的問題。

再來，假設今天我們採取了好的減肥方式，從 80 公斤瘦到 70 公斤，這 10 公斤除了脂肪之外，其中可能還包含 1.5 公斤的肌肉，然而當我們復胖了 10 公斤時，這 10 公斤只增加了脂肪，沒有肌肉。來回幾次，會發現雖然體重維持得差不多，但體態開始跑掉了，因為脂肪越來越多，肌肉越來越少，這就會造成代謝率下降，身體需要的熱量就會變少，導致減重效果越來越差。

此外便是身體習慣的問題，從來沒有吃過藥、沒有減重過，突然吃藥物，身體的反應會很明顯、很有效果，當下覺得充滿成就感。但幾次之後，不管是中藥或西藥，再重新吃藥時，身體對藥物的反應就沒那麼好了，所以反覆減重，會有抗藥性的問題。

飲食習慣改變，才是瘦最快的方式

「陳醫師，我想要快點瘦下來，該怎麼做？」自從成為減重醫師，並不希望患者跟我討論「怎麼樣最快瘦下來」，而是「如何不需要再減重」，怎麼讓他們脫離減重這件事情，哪怕有天不用減重了，也能保持的一個健康飲食方式，下意識就可以維持的生活習慣。

在整個減重過程中，我不停地跟患者溝通飲食習慣這件事，因為我相信，對的飲食習慣，不僅會讓人變瘦，體重也不會反彈，這才是重點。我不會給予不合適的建議，因為要是治不好肥胖，這樣豈不是自砸招牌嗎？

用穩定的方式讓患者的飲食改變，才是瘦最快的減重方法，還不容易復胖，這正是我的結論。

我們來思考一下，若是用極端的方式逼迫自己減重，即使今天瘦下來了，幾個月後又要再經歷一次減重？不斷變胖再變瘦，這輩子還要減幾次肥？

但有聽進我建議的患者，減重療程結束，幾年後再看到他們也沒有反彈，就是因為已經習慣減重時期的飲食方式，並且改變減重的觀念，不需要太刻意也能維持體重。

大家經常問我：「陳醫師，你覺得減重後可以不復胖嗎？」人的代

謝效率會隨著年紀增長而下滑，就算維持現在的飲食方式，體重也可能稍微增加，因此我們怎麼能期待用一種方式，讓人瘦下來後再也不會長胖呢？唯一的方式，就是找到一個不用勉強自己的飲食控制方法，或一個屬於自己控制體重的方式。

這本書就是在強調這件事情，當我們瞭解造成肥胖的原因、搜尋各種減重方式，建立起自己可以長期持續的減重方式，若是執行的過程中遇到困難，這時候就可以尋求醫師的幫助，讓自己慢慢瘦下來。

飲食跟運動絕對是一輩子的課題，在減重這條路上總是會遇到，不如一開始就先適應，也不用擔心未來會復胖的問題。因為等到有一天減重結束，接下來的日子就只是在做一樣的事情，唯一的差別在於不用每個禮拜看到我，也不用再吃藥而已。

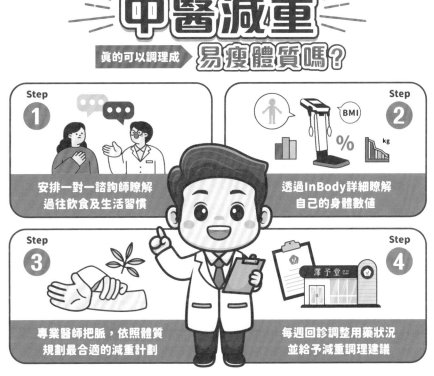

中醫減重

真的可以調理成 **易瘦體質嗎？**

Step 1
安排一對一諮詢師瞭解
過往飲食及生活習慣

Step 2
透過InBody詳細瞭解
自己的身體數值

Step 3
專業醫師把脈，依照體質
規劃最合適的減重計劃

Step 4
每週回診調整用藥狀況
並給予減重調理建議

從根本改善肥胖問題，減重同時養出健康易瘦的好體質！

減重浮世繪，
我在臨床現場看到的減重者

藉由幾十年的臨床經驗，彙整幾種經典的減重案例，
透過這些個案讓同樣有減重難關的朋友們，可以找到符合
自己的情形，並且能有所參考。

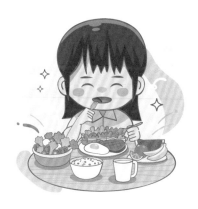

我瘦了！我又胖了？
在肥瘦間反覆橫跳

「醫師，你說的我都知道啊！
但這些方法瘦太慢了，所以我才來找你開藥。」
小芯打斷我，
仍然強硬要求我開抑制食慾的藥方給她。

一般來說，會來到減重門診的患者，其實都已經試過很多種方法。現在網路上各種減重資訊、書籍和方式都大同小異，有些人可能會吃代餐，例如賀寶芙、安麗、美安，或者有些人會吃中藥、西藥等，另外也可能進行 168 斷食、生酮飲食等。

　　經過這些年的臨床現場，我發現大部分患者在尋求醫師的幫助時，都有個最大的核心問題──只關注「怎麼讓自己瘦下來」，且「想要很快瘦下來」。

　　每次遇到新的患者來看診，我都會問他們一件事情：「你為什麼來找我？」

　　在網路上搜尋的各種減重方式，都曾經讓他們瘦下來過，那為什麼還要來找我看診？這代表什麼？代表他們所選擇的減重方式，其實不算是一個成功的減重。在這一章節，我將藉由幾十年的臨床經驗，彙整幾種經典的減重案例，透過這些個案讓同樣有減重難關的朋友們，可以找到符合自己的情形，並且能有所參考。

最快又最簡單的瘦身方法？

　　「陳醫師，我想要在一個月內快速瘦下來，可不可以開給我不想吃飯的藥？」小芯一進入診間，便開口說她的訴求。

　　我觀察了診間的減重患者，大部分的人都有個心態，想藉由醫師的幫助讓自己可以趕快瘦下來，只是他們沒有理解到「如果有一天瘦不下來，該怎麼辦？」

　　我們都知道，減重會有撞牆期，儘管一開始體重快速下降，一旦碰到撞牆期，該怎麼辦？又或者說，醫師幫你瘦下來了，可是壞習慣不改，

又再胖回去，是不是就算前功盡棄了？

　　尤其減重者都會一坐下問診椅，便要求我提供最快速、最簡單的瘦身方法，即便苦口婆心、把嘴都說乾了，也不會理會我的建議，反而因為自己曾有很多減重經驗，覺得我說的都是老生常談，左耳進右耳出。

　　「減重沒有辦法一蹴而就，我們都說七分飲食，三分運動，我們中醫是幫妳調整體質，讓妳不容易再復胖……。」

　　「醫師，你說的我都知道啊！但這些方法瘦太慢了，所以我才來找你開藥。」小芯打斷我，仍然強硬要求我開抑制食慾的藥方給她。

　　老實說，每每碰到這些減重者都相當頭痛，因為令人既擔心又生氣，這些患者不理解自己為什麼要減重，只能一直在變胖、變瘦之間來回擺盪，也因為減重不成功或者是復胖而感到挫折，這是我非常不樂見的情況。

　　我無法說服他們。在診間也不聽我勸告，何況是走出了診間，他們依然會將我的建議留在診所。但我還是會幫他們開立抑制食慾的藥方，因為「抑制食慾」也是減重的一部分，只是內心會替他們感到惋惜，在減重領域我深耕許久，通常可以預知到這些人的結果。

不想慢慢瘦，一輩子受「減重」制約

　　「醫師，最近我瘦得很快欸！你開的藥真有效！」第一次回診時，小芯開心地說她瘦了多少公斤，距離她的減重目標越來越靠近，之後又來了幾次，就沒有再看見她了。

　　其實，倒也見怪不怪，因為減重者容易瘦到目標體重後，就認為自

已已經減重成功了，不再需要繼續看診拿藥。直到 3 個月後，我在看診名單上看到了熟悉的名字：小芯，這次她比原先更胖，一來還是開口要求抑制食慾的藥方。

「陳醫師，麻煩再開一次上次的藥方給我，最近又開始容易餓了，體重也一直往上升，等我發現時已經變得更胖了！」小芯相當苦惱。

這次，我一樣建議她從生活作息、飲食習慣開始改變，並且配合中醫調理，花些時間讓自己調整成不易肥胖的體質，讓減重獲得真正意義上的「成功」。

「那樣太慢了啦！夏天快到了，我還要穿比基尼去海邊呢！」小芯依然堅持。

這些人就是把中醫減重當作是「抑制食慾」及「節食」的方式，即使失敗了 1 次、2 次、3 次，還是會決定繼續這麼做，只因為「有效」又「快速」，在臨床上這種患者不在少數，有些人可能只是為了某個重要約會而想快速瘦身，有些人則是希望快點看到成果，不想慢慢瘦。不過如此一來，也只能在胖瘦之間反覆橫跳而已，且一輩子都在減肥。

拒絕減重急切心態，遠離極端減肥法

每當我分享這種類型的案例時，都會跟患者說：「當你重視的是如何快速瘦下來，在我眼中看到的反而是，你反覆在吃藥。」而且一旦停了藥就會越來越焦慮，只好要求醫師把劑量越加越重，直到最後開始抱怨醫師開的藥沒有效……。

這是因為這些人在每次減重的過程中，不斷重蹈覆轍，肌肉量可能因為節食掉了很多，脂肪掉的比例跟肌肉太接近，導致一直反覆發胖，

而且越來越胖。

　　我們在快速復胖的時候，肌肉量並不會增加，增加的幾乎都是脂肪，來回幾次，年紀變大，身體各方面、代謝也下降了，每次節食效果越來越差，心情就變得很極端。

　　當身體越來越胖，就越想減重，越想用極端的方式達成目的，甚至到後面就算吃再少，都沒有辦法瘦下來，甚至選擇打瘦瘦針、吃西藥仍然毫無效果。時間久了，就會再次回到中醫減重診所，尋求醫師幫助。

　　從醫期間，看過太多這樣的案例，既然我們都知道如此極端的後果是什麼樣子，你還要選擇這樣做嗎？

　　當醫師花費更多時間與患者溝通，若患者還是選擇這種極端方式減重，自然會感到氣惱。但醫師也有無能為力的時候，不是因為我們無法治療患者，而是預知這位患者的狀況所產生的無力感。所以我會花更多的時間，說服患者相信我，多吃一點真的不會變胖，飲食均衡才能瘦得健康、不易復胖。

幫我加強抑制食慾，
最近開始容易變餓了！

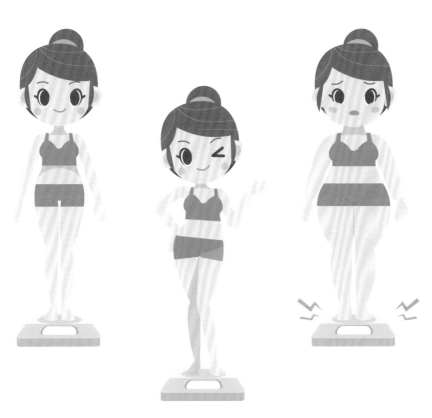

我可以開給妳，
但是如果壞習慣不改，
又會再胖回去喔！

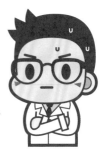

減重的錯誤循環

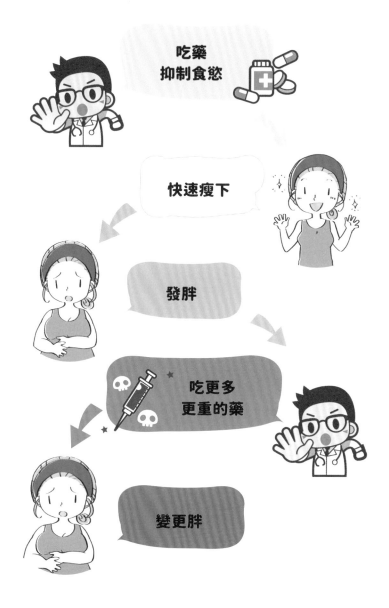

吃藥
抑制食慾

快速瘦下

發胖

吃更多
更重的藥

變更胖

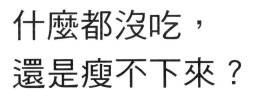

什麼都沒吃，
還是瘦不下來？

「我已經這麼胖了，為什麼還要讓我再增胖？」
她們不是故意要作對，
只是對自己的身材感到焦慮，
只要有一丁點兒變胖，彷彿是世界末日⋯⋯。

「陳醫師，我這禮拜完蛋了！」曉穎一看見我，就非常焦慮。

「怎麼了？」

「上個禮拜量體重的時候，胖了 0.3 公斤！」她焦慮地說。

曉穎其實不胖，甚至可以說很瘦。她的身高 160 公分，體重只有 44 公斤，而她從 44 公斤增加到 44.3 公斤，便開始感到焦慮，不論怎麼說，還是覺得自己胖，甚至認為：「我已經這麼胖了，為什麼還要讓我再增胖？」

其實這類型患者不是故意要跟你作對，她們只是對自己的身材感到焦慮，只要有一丁點兒變胖，彷彿是世界末日，這種類型以女性居多，而且都是很瘦的人，至少是大家看到會說瘦的樣子。

吃得少，卻瘦不下來？

「這個禮拜開始不敢亂吃東西，運動時間也要再多兩個小時才可以。」她開始跟我說這週的計劃。她覺得，自己都已經變胖了，怎麼還可以吃東西，於是越吃越少，若是再這樣下去，甚至可能會演變成厭食症，對身體更加不健康。其實她只是對自己的身材、別人的眼光感到太焦慮了。

「我不認為妳吃越少，就會瘦下來。」我對曉穎說。

相信正在減重的各位都有聽過「基礎代謝率」，人體全天都不斷在燃燒熱量，以維持基礎生命功能，像是呼吸、血液循環、修護細胞等等都需要燃燒熱量，而這個數值會隨著年紀的增長，逐年下滑。

所以身體每天都在思考怎麼讓人活下去。當我們攝取的食物越來越少，身體於是接收到這樣的訊息：「我需要的熱量沒有那麼多。」此時

就會自動降低能量消耗，並盡可能儲存脂肪，避免能量流失，使得基礎代謝率下降，因此只要多吃一點東西，就容易發胖。

以前可能一天要花 1,300 大卡才能活下去，身體就會想辦法，讓你現在一天只要 1,100 大卡就能生存。當你越吃越少，等於一直告訴身體：「我的熱量越來越少了，你得想辦法幫我減少熱量的消耗，不然我會活不下去！」導致哪怕越吃越少，最後可能只是白忙一場，根本不會變瘦。

運動也是同樣的道理，假設我們跑步一個小時，可以消耗大概 300 到 350 大卡，連續跑一週，卻只能消耗 220 到 250 大卡，這就是人體的特色。當我們少吃 20% 的熱量，身體也會跟著減少 20% 的代謝，只是為了讓我們可以維持基本生活。

比如有人長期一天只吃兩餐，若是不小心吃多，就很容易發胖，這是因為身體已經習慣了這麼少的熱量，一旦熱量過多，就會轉化成脂肪。這種類型的患者，即便他們都吃很少，但不管怎麼樣都瘦不下來。可是，他們只要聚餐、出國，就會馬上增胖，就算只有 0.5 公斤或是 1 公斤，就會感到十分焦慮，然後吃得更少。

這種狀況的患者通常很年輕，以 25 到 35 歲的女性最多，你說她們的代謝真的很低嗎？其實沒有。所以我請她們思考：「假設今天吃得這麼少，真的不會變胖好了，但如果再過個 5 年、10 年，代謝能力越來越差，還能吃得更少嗎？」

因為年輕、代謝能力很好的人，都已經吃得夠少了，再過 5 年，代謝效率變得更低，卻沒辦法吃更少，可能會慢慢變胖，那該怎麼辦？

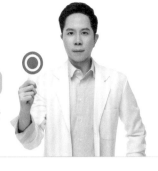

立哲醫師的減重解方

BMR&TDEE，到底差在哪？減肥看哪個？

　　基礎代謝率（Basal Metabolic Rate, BMR）是減重最不可忽視的數值，佔人體消耗熱量的 70%，但該怎麼計算呢？

　　美國運動醫學協會公布的一套公式，依照男女性別、身高、體重、年紀的不同，公式如下：

　　BMR（男）=(13.7× 體重（公斤）)+(5.0× 身高（公分）)-(6.8× 年齡)+66

　　BMR（女）=(9.6× 體重（公斤）)+(1.8× 身高（公分）)-(4.7× 年齡)+655

　　BMR 指的是整天躺著不動，身體所需要的最低消耗熱量，但我們每天還是會活動，就是所謂的「每日總熱量消耗」（TDEE），包括基礎代謝率、一天活動量、吃東西所消耗的熱量。不同的生活型態需要的熱量也不一樣，當每天攝取的熱量和 TDEE 相等，便達到「熱量平衡」，若是想要減重，就要達到「熱量赤字」，減肥新手可以從 TDEE 減掉 300 大卡開始，但不能低於基礎代謝率。

　　TDEE 的計算方式會根據平日的活動量程度而有所不同，以下是計算 TDEE 需參考的日常活動量：

活動量	說明	計算公式
久坐	幾乎不運動	BMR×1.2
輕強度	每週運動 1～2 天	BMR×1.375
中強度	每週運動 3～5 天	BMR×1.5
高強度	每週運動 6～7 天	BMR×1.72
超高強度	每天運動以及耗體力的工作	BMR×1.9

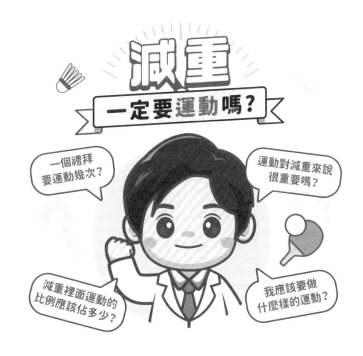

正常吃，反而變瘦了！

每當遇到這種類型的患者，我都會相當心疼。

「這個月請先這樣嘗試看看，我希望妳可以認真地吃早、午餐，晚餐時不吃澱粉，只要遵守最基本的原則，要是還變胖就算我的！」看她都這麼辛苦減肥了，這些年來什麼都不敢吃、瘋狂運動，但有效果嗎？好像沒有，倒不如遵守合理的飲食原則，認真攝取該吃的食物，說不定還會瘦得比較快。

我不敢說一定會瘦下來，但我有自信不會變胖。

「陳醫師，我聽了你的話，早、午餐認真吃，晚上避免澱粉，現在真的不用餓肚子，也沒有再變胖了！」像曉穎這種類型的患者，他們願意聽取我的建議，並且嘗試 3 到 4 週左右，發現自己真的沒有變胖後，就會開始相信我給他們的建議，慢慢調整到相對正常的飲食習慣。

對我來講，提供給這類型患者最大的幫助，或許不是瘦很多，因為他們本身就已經不胖了，可是對飲食的看法，從原本的恐懼、不敢吃東西，慢慢回到敢於正常飲食，還會在回診的時候開心地分享：「陳醫師，我這禮拜正常吃，好像反而瘦了一點點！」這種方式對於長期節食的人而言，具有非常顯著的效果！

比起用節食等手段來讓體重變少，每天吃到基礎代謝率，不僅不會變得更胖，也讓減重變得更加有意義。畢竟我們是為了讓自己變得更好看、更健康而減重，不是為了讓自己對於每一口進入嘴巴的食物而膽顫心驚，才減肥的吧！

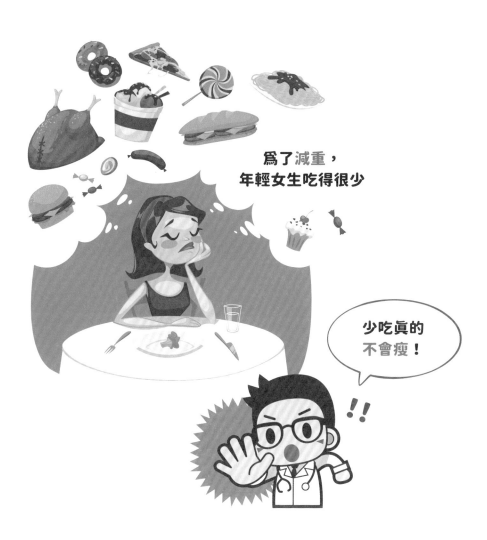

為了減重，
年輕女生吃得很少

少吃真的
不會瘦！

中年女性減重指南，
不要害怕吃！

「過了 25 歲，呼吸也會胖！」

過去，很多人都會認為只要過了 25 歲的門檻，

新陳代謝就會像大怒神一樣下降，

20 歲的代謝，跟 40 歲的代謝，真的差很多嗎？

人到了中年，不只責任加重，就連體重計上的數字也增加了。很多人會發現，年輕的時候怎麼吃都不會胖，現在只要多吃一塊炸雞，肉可能就會轉移到自己的肚子上。翻看以前的相簿，還會感嘆一句：「肥胖真的是一把殺豬刀！」

步入中年之後，發現自己的體重一天比一天重，尤其對於女性來說，更容易產生落差而感到自卑，而這些 50、60、70 歲年紀比較大的阿姨，她們因此刻意吃很少來減重，卻也瘦不下來，被告知是因為「代謝力下降」，這樣的說法其實是經過簡化之後的形容。

過了 25 歲，呼吸也會胖？

事實上，從年紀很小的時候，代謝下降就會開始發生，可能在 7 歲以後，代謝每年會以 0.1％到 1％的速度慢慢下降。

「過了 25 歲，呼吸也會胖？」過去，很多人都會認為只要過了 25 歲的門檻，新陳代謝就會像大怒神一樣下降，20 歲的代謝，跟 40 歲的代謝，真的差很多嗎？其實不然。醫師通常會用淺顯直白的說法：「你的代謝會隨著年紀慢慢下降。」實際上，只要飲食及運動正常，代謝就不會有太顯著的差異。

但是，到了 50 歲之後，代謝就會有顯著下降。尤其女性更年期來臨之後，會發現代謝有明顯地停滯，從而有了中年肥胖的問題。

所以 50 到 60 歲以上的患者，如果代謝都已經下降，還刻意吃得更少，那麼就回到前一篇所說的問題——身體需要的熱量已經變少，又提供更少的熱量，讓身體誤以為不需要這麼多的熱量，就越不敢代謝，所以就算現在吃得再少，都瘦不下來。

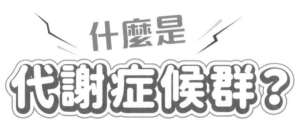

什麼是代謝症候群？

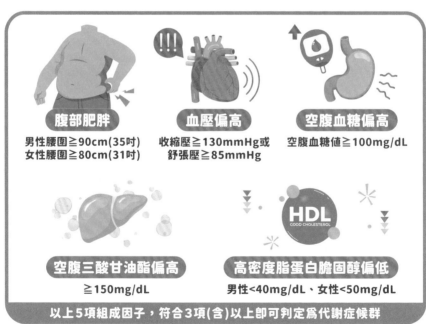

腹部肥胖

男性腰圍≧90cm(35吋)
女性腰圍≧80cm(31吋)

血壓偏高

收縮壓≧130mmHg或
舒張壓≧85mmHg

空腹血糖偏高

空腹血糖值≧100mg/dL

空腹三酸甘油酯偏高

≧150mg/dL

高密度脂蛋白膽固醇偏低

男性<40mg/dL、女性<50mg/dL

以上5項組成因子，符合3項(含)以上即可判定為代謝症候群

（資料來源：衛生福利部公告數據
https://www.hpa.gov.tw/Pages/List.aspx?nodeid=221，2024.4.17查閱）

吃少都不會變瘦，吃多真的不會變胖嗎？

蘇阿姨就是非常典型的例子。56 歲的她，一開始是看另一位醫師的門診，平常都不太敢吃東西、吃得很少，卻發現自己遲遲瘦不下來，因此轉到我的門診。

「阿姨，妳的飲食控制做得很好，我先幫妳調整一下藥物試試看。」

過了 3 週後，蘇阿姨回診，她說：「體重計上的數字上上下下，就是沒有明顯變瘦。」於是我請阿姨紀錄一週的飲食，再幫她檢視一下，結果發現她真的吃得很少：早上就吃一顆茶葉蛋，午餐只吃一盒健康便當，飯吃一口或兩口而已，晚餐可能只吃一小碟燙青菜或是豆腐。

「阿姨，妳不要吃這麼少，只要合理吃足該攝取的食物，就有機會瘦下來。」我跟她解釋了代謝與食物的關係，建議她回歸正常的飲食模式。

「真的嗎？我吃這麼少都瘦不下來，吃這麼多真的不會變胖嗎？」

阿姨的遲疑對我來說不陌生，因為一般患者遇到醫師這樣的建議，都會產生很大的疑惑：「我都瘦不下來了，你還要我吃更多，那我會變更胖耶！」大部分的人對於減重的理解，依然停留在「數字」上。

就像一開始分享的「減重不是數學題」！我一直希望來減重門診的患者能理解，不要進入數字及熱量的迷思，一般人直觀的想法就是，吃這麼少都不會瘦，醫師還叫我正常吃，怎麼可能會瘦得下來？

我都會耐心地對患者說：「為了能健康瘦下來，我們需要合理攝取身體所需要的養分，至少不會變胖。就讓我們一起在這兩個禮拜試試看，或許會看到意想不到的效果喔！」

減重是一輩子的事情，換一種說法，「控制體重」是一輩子的事情。

減重只是控制體重的一個方式，可是控制飲食是一輩子的事情，所以我一直希望患者能做到一件事——早餐吃進適量蛋白質，尤其是年紀越大，蛋白質就越重要，另外，澱粉一定要吃，哪怕是一條地瓜、一個飯糰都可以。

午餐吃健康餐盒便當則是蠻好的選擇，可是飯量不要太少，最好是一餐份量的一半或三分之二。

晚餐，維持自己的飲食習慣沒有問題，繼續吃青菜，蛋白質可以多一點點，也不要只有吃豆腐或蛋，可以加一份肉，無論什麼肉都可以。

當蘇阿姨聽從了我的建議，連續實行了兩個禮拜後，毫不誇張地，第一個禮拜就掉下 1 公斤，第二個禮拜又掉了 1.2 公斤，蘇阿姨開心地打給我：「陳醫師，真的吃多一點反而會變瘦耶！」這種發自內心的喜悅，不只是因為變瘦，還來自於突破困境的感覺。

或許蘇阿姨還有很長的路要走，但她已經理解應該要怎麼做，才是對身體好的方式，對我來說，蘇阿姨的案例反而更有成就感。

大家都知道，「少吃多運動」是減重最基本的做法。瘦很多是因為自己吃很少，這是理所當然的事情，可是有些患者從原本對飲食的抗拒、焦慮，到最後放心地從正確的飲食觀念中攝取足夠的營養，才是成就感的來源。

儘管蘇阿姨到現在還是不會吃得太油膩，但是，她知道適合自己的方式，努力遵守著「白天吃澱粉，晚餐不吃澱粉」的飲食原則。

我常跟患者講，減重飲食當然很重要，但合理的飲食不等於節食。所謂的合理飲食是吃對食物，長期擁有正確的飲食習慣，不只讓身體感到舒適，還可以控制熱量。

　　所以我很開心地跟大家說：「對於阿姨的減重深具信心！」

　　從她一開始每次來都垂頭喪氣，因為吃少又沒有變瘦，累積許多壓力，其實醫師協助懷有挫折感的患者減重時，壓力確實不小。一般中醫師幫患者調養體質，可以說：「體質沒那麼快啊，可能要吃兩個月、三個月的藥。」但減重門診一翻兩瞪眼，患者每個禮拜回診，就是要看到體重是上升還是下降，這也是對減重門診醫師的成果檢驗。

三餐這樣吃，距離變瘦不遠了！

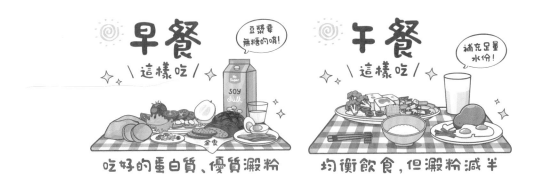

早餐 \這樣吃/

豆漿要無糖的唷！

吃好的蛋白質、優質澱粉

午餐 \這樣吃/

補充足量水份！

均衡飲食，但澱粉減半

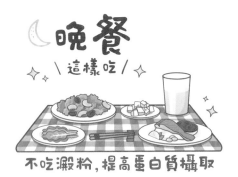

晚餐 \這樣吃/

不吃澱粉，提高蛋白質攝取

從原地踏步到瘦身成功，就靠代謝力

當我看到蘇阿姨這樣慢慢變瘦，才剛開始兩週，我不認為她已經減重成功，可是，我覺得這是她認識減重後，成功的第一步。

除了像蘇阿姨這樣的案例之外，不管是年輕女性的焦慮，或者是因年紀導致代謝下降，我都希望患者能夠真的理解自己身體，如果你現在是一個沒有計算卡路里就不敢吃東西、不敢碰任何含油食物的人，就需要思考一下，這樣做實際上有沒有產生預想中的效果。

當你一直在減重原地踏步時，那麼請相信我一次，找出對身體相對合理的飲食方式，也相信自己的身體一次，讓身體利用荷爾蒙，以正常代謝幫你慢慢瘦下來。雖然慢，但有效。

這就是我為什麼要出版《慢慢「瘦」才最快》這本書。在這個凡事都追求快的時代，想要有流量，想要有很多的患者，都必須強調多快讓人瘦下來，事實上真的有這種方法嗎？大家真的都做得到嗎？它的「可複製率」高嗎？答案一定是否定的，我可以很負責任地講，讓你瘦得很快的都是噱頭。

減重其實不是一件很困難的事情，分享蘇阿姨的案例，總結我對減重的最大想法，就是不管今天在什麼樣的狀態，哪怕是第一次減重，只要用正確的方式，養成良好的習慣，等到瘦下來之後，只要維持正確飲食習慣，不要暴飲暴食，復胖的噩夢就不會找上門。

反之，如果長期用各式各樣極端的方式，讓自己不敢吃東西，那麼我希望你看到這本書之後，體驗不一樣的減重方式。

女性年齡與身體代謝率

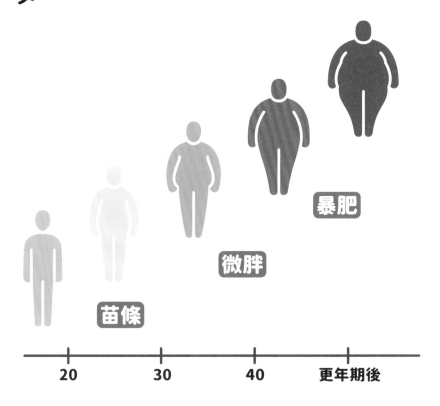

暴肥

微胖

苗條

20　　　30　　　40　　　更年期後

減肥陷阱，
酒精阻礙你的計劃！

一般人都以為喝啤酒最容易變胖，
酒精的熱量其實是濃度越高、熱量越高，
也就是說，威士忌濃度大於啤酒濃度，
可是為什麼大家會有「喝啤酒容易胖」的迷思呢？

酒精，也是減重的敵人，因為酒類熱量很高，一口酒等於一碗飯，酒量好的人喝下去的酒，等於吃了多少碗白飯了，想減肥？你想得美！

我的好朋友是個老闆，每天都需要喝酒應酬，當他發現自己已經有中年肥胖危機，便趕緊來找我減肥，3 個月就瘦了 6 公斤，他也相當滿意地跟我說：「瘦了很多欸！」但話鋒一轉：「不過，我朋友去 XXX 醫師的門診，兩個月減了 8 公斤耶！」

「你每天晚上都要應酬喝酒，沒有節食，3 個月還能瘦 6 公斤，這樣減重成效已經非常好了！」

啤酒肚，真的是啤酒喝出來的嗎？

平常需要喝酒的時候，應該怎麼樣才能盡量避免變胖？建議可以選擇酒精濃度低的酒類。一般人都以為喝啤酒最容易變胖，尤其是還有「啤酒肚」的詞彙，事實上，酒精的熱量是濃度越高、熱量越高，也就是說，威士忌濃度大於啤酒濃度，可是為什麼大家會有「喝啤酒容易胖」的迷思呢？其實是因為「量」的問題！

1 瓶威士忌頂多 600 毫升，即使酒量再好，也沒有辦法一個人喝完一整瓶，可是啤酒 1 罐 330 毫升，爽口再加上酒精濃度低，輕輕鬆鬆就可以喝到 2 罐，這樣一來就 660 毫升了。

假設威士忌的濃度很高，1 公克可能是 14 大卡，而啤酒比較低，1 公克 8 大卡，可是喝下去的熱量加起來就差很多了，威士忌可能才喝 50 毫升，頂多 700 大卡，可是如果喝了 2 罐啤酒，等於喝下 5,280 大卡，這就是加乘作用。

當我們不能避免喝酒這件事情時，那就選擇一個酒精濃度低的酒類，

若是可以少喝一點，當然是最好不過了！最佳選擇還是以威士忌、高粱為主，為什麼？因為比較容易讓人喝得比較少。所以，對於經常需要喝酒應酬的這些人，需要找出減少增加熱量的做法。

當心！
「啤酒肚」就是這樣喝出來的！

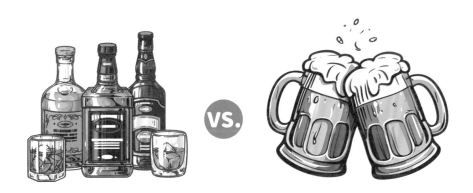

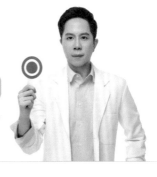

中 醫 減 重 專 家
立哲醫師的減重解方

看不見的熱量，讓你偷偷發胖

　　許多人閒暇之餘，喜歡「喝一杯」，酒是經由穀物、水果和蔬菜等植物性原料經過發酵製成，而酒精的熱量僅比脂肪低。100 公克的脂肪是 900 大卡，而 100 公克的酒精就含有 700 大卡的熱量！對於正在減重的人來說，這是相當大的敵人啊！

　　大家常說的「啤酒肚」，還以為是啤酒的熱量比較高，但你知道嗎？其實在多種酒精飲料中，啤酒出乎意料地屬於熱量較低的一種，這是因為酒精飲料的熱量絕大部分是直接與酒精含量掛鉤，酒精濃度越高，熱量亦越高。因此，酒精含量只有 4％ 至 6％ 的啤酒，喝完一整罐也只有 100 多大卡的熱量。

　　以下彙整各種酒類的酒精熱量：

品項	酒精濃度	熱量／100 公克
台灣啤酒	4.5%	41.7 大卡
金牌台灣啤酒	5.0%	40.5 大卡
台灣生啤酒	5.0%	40.5 大卡
台灣啤酒水果系列 (芒果)	2.8%	41.1 大卡
梅酒	20.0%	222.6 大卡
荔枝酒	12.0%	104.2 大卡
紅 / 白酒	10.6%	85 大卡
威士忌	41.0%	229.6 大卡
高粱酒	58.0%	324.8 大卡

（資料來源：台灣菸酒股份有限公司／品迷網）

醫師介入，讓減重事半功倍

減重醫師的責任是從患者的生活習慣裡面，找出減少對身體傷害的方式，當然醫師也會開阻斷酒精吸收的藥物，但這是最後的手段。所以為什麼很多人說，減重還是需要醫師的幫忙，因為確實可以協助患者突破盲點，並且經由一些藥物的幫助，讓減肥事半功倍。

醫師會跟患者討論喝酒頻率、吃東西的狀態、瞭解應酬內容，再去協助改善肥胖原因。如果有必要的話，可以透過藥物的介入，增加代謝，讓體重可以慢慢掉下來。

所以，對我而言，這類型患者瘦的速度不會很快，但是至少可以改變思維模式，讓他們在應酬的生活當中，體重不至於大幅上升，我覺得這也是一個醫師必須學習解決的事情。

6 週瘦身的奇蹟，不是每個人都做得到

然而，聽到朋友的質疑，越想越不服氣的我，立刻找了一個案例跟他分享：「有一個患者僅用了 6 個禮拜就減掉了 15 公斤！」這個案例沒有騙人，可是大家知道嗎？每當看到這患者，我的壓力就超級大！我很討厭比較每位患者的減重狀態，甚至拿減重數據宣傳，因為這不是常態。

印象中，她是一個胖胖的上班族，陪她來看診的是未婚夫，他們是一對即將準備要結婚的夫妻。來到減重門診，我都會先詢問患者的飲食習慣，她說自己晚餐完全不吃澱粉，但是午餐會吃滷肉飯。相信沒有任何一位醫師，會同意在減重時期可以吃滷肉飯。不過除此之外，她都知道正確的飲食概念，至少大方向做對了，所以我沒有特別調整她的飲食內容，早餐、午餐都有正常吃，晚餐不吃澱粉，她的減重療程沒有特別

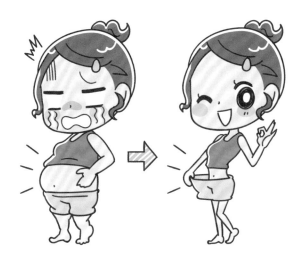

節食。但是，她還是在 6 個禮拜內，瘦了 15 公斤。

對我們醫師而言，她每次來看診，我都覺得很不可思議，也會幫她做一些心理建設，對她說：「妳下禮拜可能就不會再瘦了，這段時間可能失去的是水分。」

我跟我的好朋友講：「你看！我們很有效吧！有誰能瘦那麼快？」我真的很不想分享這件事情，因為我認為：這不是每個人都做得到的事！每個人的體質和基礎體重都不一樣，我不想讓患者有錯誤的期待。

不要對減重門診有過度期待！

我在〈自序〉提到，不喜歡別人對減重門診有過度的期待，或擺出很厲害的樣子，證明自己多有能耐、多有效果、多有內涵，一直告訴患者：「我講的話，永遠都是對的！你若照著做，就會瘦得很快！」我認為一位醫師講出來的話，是連自己都能聽進去，以及能接受的內容才行。

例如，我想要患者具備正確的觀念，身為醫師能夠提醒如何在調整飲食之下，讓人一個禮拜瘦 0.3、0.5、0.8 公斤，但我不會讓患者去期待一個禮拜就瘦 2 到 3 公斤，產生「若是做不到，就可能是醫師的問題」的觀念，這不是我做減重門診的初衷。

最後，還是希望大家不要亂買來路不明的減重產品，許多產品都號稱擁有山苦瓜、白腎豆等有利於減肥的成分，但效果有限。原因很簡單，減重的複雜程度因人而異，不是單一產品就能解決肥胖的問題。而且透過專業醫師的給藥，才能開出真正有效且安全的劑量。

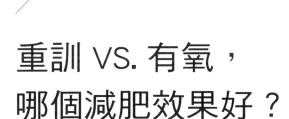

重訓 VS. 有氧，
哪個減肥效果好？

飲食才是影響肌肉量的最大原因，

就算重訓課程停下來，哪怕換成有氧運動，

只要蛋白質攝取足夠，

肌肉量並不會顯著下降。

「我每天都去健身房運動，為什麼還是沒有變瘦？」這些人在減重過程中難免感到灰心。

運動有沒有效果？答案是：運動當然有效。

減脂的過程中，飲食大約佔 85%，運動約佔 15%，所以運動當然有它的效果，只是運動的種類太多，從有氧運動、重訓到 TABATA 間接性運動，到現在很夯的超慢跑，每一種運動都有其效果，只是運動會不會變瘦？這還真的不一定。

沒時間運動，體重竟下降？

「我每天運動 2 個小時，怎麼都沒有變瘦？」小傅對運動非常熱衷，他每天都會到健身房報到，本來想說這麼努力，在體重計上應該有結果，沒想到上面顯示的數字卻沒有改變。

「你跟我說一下平常的飲食。」

「我不太敢吃很多食物，怕運動消耗的熱量，一吃東西就回來了。」

賓果！這就對了。為什麼他這麼努力運動，卻沒有變瘦的原因，答案就是：攝入的熱量少，導致身體代謝降低。小傅還做高強度的運動，導致身體需要撥出更多的熱量，讓運動時可以有足夠消耗，導致平時的代謝力變得更低。

為什麼會這樣？因為吃得少，導致熱量不足以去應付運動狀態，因此大腦就會分配熱量來維持患者的運動狀態。大腦告訴身體：「我需要花 600 大卡來運動哦！」當身體接收指令之後，該怎麼辦？熱量不足，只好讓你平常不運動的時候，代謝掉得更低。

「陳醫師，我這禮拜很忙，沒有時間運動，體重居然沒有增加，還降低，好神奇！」小傅再次來到診所時，興奮地說。他的體重終於有所下降，只是他對原因感到好奇。

其實，這並不奇怪，理論雖然很複雜，但是可以從一些邏輯去思考。當小傅不運動時，身體所需要的熱量就不會被過度消耗，反而讓日常生活的代謝回到正常狀態。飲食伴隨著熱量，少吃好像對減重很有效果，但是我給愛運動的減重者的建議就會不一樣。

運動當然是好的，我不認為運動不好，只是減重時期盡量以低強度的運動為主。所以我讓小傅先降低運動強度，改變運動項目，改成快走或者是騎自行車等強度較低的運動，讓熱量不會過度消耗。

維持運動的目的不是消耗卡路里，例如有氧運動的目的，可以提高脂肪代謝的後燃率（後燃效應），也就是連續運動超過半個小時，心跳達到 130 下以上之後，有助提升後面 4 個小時的脂肪燃燒速率。這個才是我認為「運動」最主要目的，而不是想要消耗卡路里。我常跟患者說：「跑步半個小時，就只消耗 200 大卡，喝個無糖豆漿，熱量就回來了！」所以想要單靠運動減重，其實很困難。

增肌 ≠ 減脂，達到理想體重再訓練肌肉

在減重門診，我們常常講「增肌減脂」，但「增肌」跟「減脂」是兩件完全不一樣的事情。我都會對來門診的患者先釐清觀念：肌肉的增加，不是只有體育運動可以達成。

健身房的教練很喜歡說：「增加肌肉、增加基礎代謝率。」實際上，增加 1 公斤的肌肉，每天大概只會多消耗 12 到 15 大卡而已。你想想看，

真的會造成減重的顯著差異嗎？應該不太會，而且要增加 1 公斤是非常困難的事情，一般人需要很努力地訓練肌肉，才能達成。所以如果一年能增加 3 公斤的肌肉，就是非常了不起的事了。

假設，非常認真健身而增加了 3 公斤的肌肉，那也只是讓我們一天最多消耗 40 大卡的熱量而已。40 大卡的熱量，其實騎半小時的腳踏車，就可以消耗了，所以要先想清楚自己希望達成什麼樣的身體樣態？若是運動目的是希望體態、肌肉、線條可以很明顯，那麼做重訓就是對的方式。

不過，如果你說：「我想要減脂！」那我覺得有沒有重訓，其實差距不大，甚至有些研究顯示，如果做過量的運動、過多的重量訓練，對於減重來說，其實是扣分的。

所以，一旦這些人來到減重門診，我會先說服他們改變運動的比重，把重訓的比例降低，有氧運動的比例上升一點，目的是要先讓脂肪掉下來。等達到理想體重後，再來訓練肌肉。為什麼？因為訓練肌肉一直以來都跟減重沒關係，而對體態有關，若是想要有好看的線條，就需要訓練肌肉。

脂肪量高，重訓對減重的幫助低

每天遇到這麼多患者，有些人會覺得：「我覺得重訓很好。」醫師要做的事情是——不要去否定別人正在做的事情，而是解釋重訓沒有不好，只是在目前的療程中，重訓不是最主要的項目。

「其實我也很喜歡重訓，這是個很棒的運動，只是目前做重訓對你來講，幫助不是最大的！」先讓患者感受到一份認同，接著再分析，要

瘦到什麼樣的程度跟體重之後，再重新開始重訓，這樣的效果最好。如此一來，大部分的人都能理解並配合療程內容。

我會分享這個案例，並不是說重訓不好，只是我必須要強調一件事，在脂肪量很高的狀態下，重訓對減重的幫助很低。如果患者一個禮拜運動 7 天，當然可以分配重訓、有氧兩種運動的比重。只是今天在時間有限的狀況下，當然以能有效減脂的氧運動為主。

也因為遇到這樣子的患者很多，所以會特別強調這樣的案例，其中又以男性居多。

「如果我只跑步，沒有重訓，肌肉會不會掉很多？」

「你們真的想太多了。」我通常都會這樣回答，說實話，只有可能會造成「視覺上看起來肌肉變小」，但查看 InBody 的數據，就會發現肌肉量依然還在。

飲食才是影響肌肉量的最大原因，就算重訓課程停下來，哪怕換成有氧運動，只要蛋白質攝取足夠，肌肉量並不會顯著下降。當我們的體重掉了 10 公斤，肌肉可能只掉了 1 公斤，脂肪則掉了 9 公斤，這才是我們真正的目標！

為什麼開始運動後，體重就增加了？

另外，有些人從來沒有運動習慣，突然間開始積極運動，體重會突然上升。原理是運動的時候，肌肉會充血，促使肌肉的含水量、含血量以及含血能力的提升，就好像膨脹一般，使體重稍微上升。

「醫師，為什麼我開始運動後，體重就增加了？」這只是肌肉的含

水能力增加而已，當你沒有刺激肌肉，肌肉就會「消風」，只要恢復運動習慣，肌肉就會回來了，所以這不是一件需要擔心的事情。

所以，像小傅這樣的案例，我就建議他先做有氧，把重訓的比例降低，比如 2 次有氧運動，搭配 1 次重訓。在減重門診，每 10 週會量一次 InBody，測量之後的「身體組成」分析，當小傅發現肌肉量沒有大幅下降，只有脂肪下降比較多，他也放下心來，滿意地離開診所。

許多減重者最常發生這樣的情況，以為去健身房就會變瘦，一段時間沒有效果後，才會來尋求減重門診的幫助。

男生手臂很大、看起來**肌肉**好像很多，
其實健身並**不會瘦**！

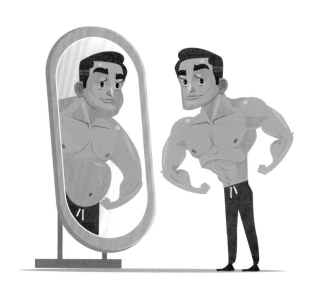

水腫型肥胖，
只調體質不吃減重藥

中醫最大的特色在於，透過身體的調理，
增加代謝能力，依照身體的屬性改善體質。
當體質改變了，體重自然就會掉下來。

現代人活動量少，飲食習慣又不規律，非常容易出現水腫型肥胖，明明體重比別人輕，看起來卻比別人胖。

這種「喝水都會胖」的體質，最常見的是臀部和大腿浮腫，就是我們常說的「下半身肥胖」的人，這是因為身體的排水功能差，多餘的水分在體內積聚所造成的肥胖，有一大部分減重者就屬於水腫型肥胖。

體內濕氣重，原來是水腫型肥胖

還記得曾經有一名女患者深受肥胖的困擾，她覺得自己很胖，為了減肥而奔波於各間診所，最後來到我們這裡。

「從診脈的情況來看，妳體內的濕氣很重，水腫狀態非常嚴重。」在我當醫師的頭二年，並不是專精做減重療程，還是以調理身體為主的中醫師。那時候，我對減重方式還不是很熟練，不知道如何告訴患者怎麼改善該情況。

我們都知道「少吃多運動」是減重最基礎的知識，但當時的我不知道該怎麼闡述，只能簡略地告訴患者：「妳要少吃一點、少吃澱粉……。」不管是誰，都只能這樣講，卻無法針對個別的狀況，提供最直接的建議。

「陳醫師，我平常吃不多啊！澱粉、炸物之類會造成肥胖的食物，也都很少吃。」這名女患者說。

因為把脈發現她的體內濕氣很重，因此先專心改善痰濕的體質，將體內濕氣問題調理好，那時候也沒有考慮到減重問題，只是單純幫她調理身體，但她就在調身體的過程中，體重少了 12 至 13 公斤。

這個例子想跟大家講的是，減重是需要醫師一步一步地找到體內的問題，有時候問題或許不難理解，有可能你看這本書，就可以瘦下來了，

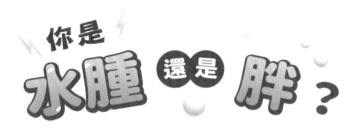

你是 水腫 還是 胖 ？

檢查看看 你有水腫嗎？

○ 輕度

立即恢復

手指
按壓皮膚

中度 △

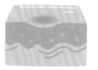

數秒恢復

！嚴重

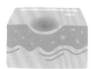

10-12秒恢復

很嚴重 ×

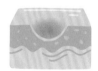

超過20秒恢復

如何改善水腫？

多攝取
原形食物

盡量避免食用
加工或高鈉
含量的食品

須注意是否有
腎臟相關疾病

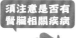

鉀含量較
豐富的蔬果

體重×30-40ml

飲水量
建議

運動

泡腳

·陰陵泉穴
小腿肚靠近大腿交界處
側邊往前一指寬凹陷處

·三陰交穴
腳踝骨最高點
往上的四橫指寬

穴位按摩

什麼人

比較容易有水腫的問題？

1

懷孕期間

2

飲水量不足

3
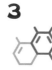
荷爾蒙變化

4

藥物副作用

5

長時間的
久坐久站

6
SALT
飲食中的
鈉含量太高

7

心臟·腎臟·肝臟
相關疾病

先試著自己做做看，如果依照我的概念執行，就可以瘦下來的話，就不需要吃任何輔助藥物。

中醫最大的特色在於，透過身體的調理，增加代謝能力。我在前面的章節分享過身體「金、木、水、火、土」不同性質的狀態，可以依照身體的屬性來改善體質。

當體質改變了，體重自然就會掉下來，如同這篇文章的案例，沒有開立任何減重的藥物，也沒有改變她的任何飲食，單單只是改變體質，她自然就瘦了下來。

就算瘦下來，還要一輩子吃中藥嗎？

透過中醫師的幫忙，是中醫減重門診一個很大的特色，中醫師的角色就是在幫患者找出問題。一般到門診減重，通常都依靠中藥、埋線等方式，相信很多人不免會感到疑惑：「陳醫師，就算我瘦下來，還要一輩子都吃中藥嗎？」擔心自己停藥之後，就會再復胖。

假設今天治療的是扁桃腺發炎，醫師開了兩個禮拜的抗生素，並叮囑不能吃油炸、不能喝酒、不能吃辣，你就不會有這個問題，對吧？因為只是當下生病了，所以才必須要吃藥。

再舉一個例子，今天我們得到一個小感冒，結果醫師說：「你要吃兩個月的藥。」是不是覺得莫名其妙？可是要是今天罹患的是糖尿病，醫師讓我們吃兩年的藥，則會說：「好！沒問題。」

同樣的概念，今天只是得了叫做「你得減 10 公斤的病」，醫師在治療這個「你得減 10 公斤的病」的過程中，囑咐你不要吃炸物、不要喝酒、不要熬夜、不要吃辣……，因為要把這個「病」治療好。當有一天你的

體重減下來了，等於這個「病」已經被治好了。

「但是會不會再復發呢？」偶爾喝點小酒、吃點宵夜都沒有關係，藥物也是一樣，目的只是幫助我們在這段時間瘦下來，但是維持體重就是個人接下來的功課，也就是我一直在說的「養成飲食習慣」。

所以我經常跟患者分享，吃藥並不是減重唯一的解方。首先，要先學習找到適合自己的飲食方式，調整飲食、運動和作息習慣，進而改善體質，接著才是慢慢停藥，讓身體適應。

在減重門診的臨床經驗中，經常會遇到一些生活型態不好的患者，例如睡眠時間不穩定、有抽菸和喝酒的習慣，與其讓他們調整飲食習慣，反而是要花時間讓他們改變生活習慣，否則就算瘦下來，也很容易再復胖。

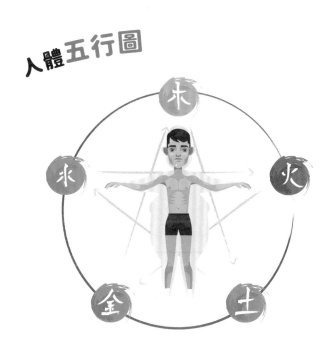

人體五行圖

中醫五行與器官的對應表

五行	木	火	土	金	水
顏色	綠色	紅色	黃色	白色	黑色
象徵	生命和成長	熱情和能量	穩定和實在	純淨和清晰	冷靜和安靜
澤予堂五行說	青木森林	紅火山脈	黃土島嶼	白金沙漠	黑水海洋
對應五臟	肝臟、膽囊	心臟、小腸	脾臟、胃	肺、大腸	腎、膀胱
對應五竅	眼睛	舌頭	嘴巴	鼻子	耳朵
主理	肝主藏血，膽囊主藏膽，共同調節情緒、腦與神經系統。	心臟負責血液的泵送，小腸負責食物的消化和吸收，三焦負責水液的運輸。	脾臟主要負責消化、吸收和轉化食物中的養分，胃主要負責食物的消化。	肺主要負責呼吸作用，大腸負責排除體內的廢物。	腎主要負責生長、發育和水液代謝，膀胱負責排泄體內的液體。

別再當減肥的無頭蒼蠅，
慢慢瘦才是硬道理

「治標」，
就是先透過藥物讓代謝增加、改變飲食方式；
「治本」，
則是維持減重的效果。

「來到減重門診，是不是可以瘦很快？」如果你對中醫減重這件事期待很高，我只能誠實地說：「很抱歉，我可能無法符合你的期待！」

我認為減肥就像是《龜兔賽跑》的故事，目標訂在誰能達到終點，如果一輩子只想要減重一次，花上 3 個月、6 個月跟花上 1 年減重成功，中間有多大的差異？

我想，最大的差異在於，減重後誰能維持 3 個月、6 個月還是 1 年，甚至 10 年以上都不復胖？

我常說，最簡單的減重維持方式，就是這本書裡面所分享的飲食模式及內容而已，很多人看到這裡可能會想說，說得容易但做起來很難啊！我自己也有減重過，所以才會這麼說。

治標交給藥物，治本只能靠自己

這一章節所分享的案例，包含了年輕的焦慮族群、面臨中年肥胖族群、健身族群等，都有透過調理他們的體質，才是真正的「治本」，但在減重的當下，並不會將調理身體當作第一治療方式。

我還是用「治療感冒」當作例子，雖然我們都知道想要治療感冒的「治本」方法就是預防，多運動、吃維生素等等，就不容易感冒，但患者因為感冒不舒服的當下，只會覺得：「你先幫我治好再說吧！」我們需要先解決當下的問題，再來釜底抽薪！

就像想要讓代謝、循環、消化變好，絕對不是 3 個月、6 個月就可以改變的事情，可是在這 6 個月裡，你有可能因此而瘦 10 公斤，這就是治標的概念。「治標」就是先透過藥物讓代謝增加、改變飲食方式；「治本」則是維持減重的效果。

很多人會尋求中醫調理體質，我常常會畫一個圓餅圖，一半是「調體質」，方法有藥物、埋線等，另外一半就是睡眠、運動型態、生活習慣、飲食模式。你會發現，到最後還是要找到一個能長期維持的生活習慣，無論從治標或治本的角度，其實都做同一件事情。

　　在我的減重邏輯裡面，沒有治標、治本的差異。所以我才說，我很希望減重者從一開始，把看中醫、吃減重藥（治標）這件事交給我們，然後自己維持良好飲食習慣（治本），不要嘗試一個極端的減肥方式，因為很容易失敗。

瞭解「慢慢瘦」概念，不用花大錢也能減重

　　「陳醫師，我在這邊看診 10 年了，我也認識你 10 年了，這幾年來你的體重都沒有變，是不是都有自己在吃藥控制體重？」說實話，我只有吃中藥調理身體，從來沒有吃過任何減重藥。

　　我在這 10 年來所做的事情，就是我在這本書內所說的：在正確的時間吃正確的飲食。身為醫師，天天需要坐在診間看診，沒有時間吃很健康的食品，也沒有辦法吃低油低鹽的食物，我所能做到的就是長期維持良好的飲食習慣。

　　我認為控制體重跟控制飲食是一體兩面，只要各位瞭解之後，甚至都不需要依靠藥物，也能做得到，所以才會花很多心思在跟患者溝通及討論，因為我相信不用在減重上花大錢，都能做到飲食控制。

　　身為一名中醫師，經常看到患者因為肥胖造成的健康、外貌等問題而感到自卑和焦慮，也能深刻感受到他們想要改變的渴望，所以才會願意花上許多錢只為了一試。

這本《慢慢「瘦」才最快》不是一本艱澀的書，也沒有滿滿的理論，而是真心想要和大家分享，如果你因為「減重」這件事情而困擾許久，我想要請你放鬆一下，透過本書體認到「原來我不一定要像無頭蒼蠅，去嘗試各種減重方式」，並找到適合自己能做一輩子的生活習慣，進而帶給每一位讀者最「瘦」用的減重觀念！

黃金飲食倒三角圖

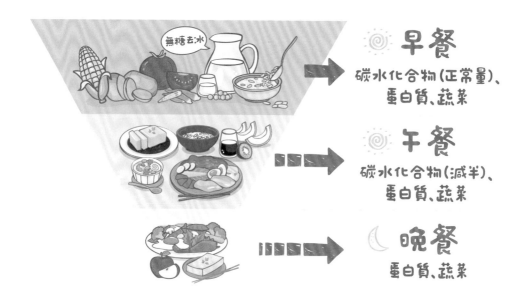

減重迷思 Q&A：
專業醫師揭密，大眾享瘦須知！

　　有沒有最強懶人減肥法、減肥有速成法、小時候胖不是胖、好好睡覺就會瘦、戒菸容易胖⋯⋯，其實減肥不需要極端的改變，只要將飲食做出合理且適合自己的調整，就能順利讓體重下降，維持一副好體態。

　　慢慢瘦，是我希望大家在減重中具有的心態，也是送給每位減重者的終極目標。

Q1：有沒有所謂「最強懶人減肥法」？

「慢慢瘦」，就是懶人減肥法！

「你就放心吃吧！不用刻意去想該怎麼做、如何準備、吃什麼、不吃什麼，只要記得選擇一些低 GI 的食物。」我通常對患者這麼說，正因為太複雜和過度刻意的飲食方式，根本做不到！

我自己最在意的事情就是在任何方面，包括對患者都能提供簡單可執行的建議，否則難以持之以恆。

「慢慢瘦」正是一種健康減重的概念，想要多懶，完全取決於自己的心態，透過觀念的導正，把持住大方向，不需要為了減重刻意做出改變，做自己平常會做的事情，就可以慢慢地瘦下來，才是最好的狀態，這才是懶人減肥法的重點。

「有沒有最強

懶人減肥法？」

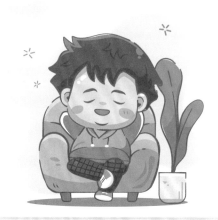

因為無法完美複製營養師或醫師交代的飲食建議，或是覺得一個月要瘦 10 公斤，根本難如登天，但是如果調整成一年瘦 10 公斤，等於一個月只要瘦 1 公斤，好像就沒那麼困難了，接下來我們只需要跑到終點。

　　因此，懶人減肥法不需要極端的改變，只要將飲食做出合理且適合自己的調整，還能順利讓體重下降，維持一副好體態，減重這件事就是這麼簡單。

　　慢慢瘦，是我希望大家在減重中具有的心態，也是送給每位減重者的終極目標。

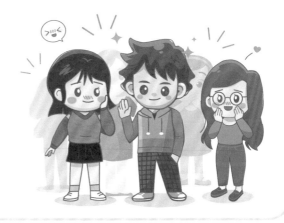

慢慢瘦就是用簡單且容易遵循的核心概念

Q2：良好的睡眠，也可以減重？

良好的睡眠，也是懶人減肥法的一種！

　　睡覺時分泌出的兩種激素，有助我們在睡眠中慢慢瘦，分別是瘦體素（Leptin）、飢餓素（Ghrelin）。飢餓素分泌多，會讓人感到飢餓；瘦體素分泌多，飽足感就會上升。

　　當我們睡覺的時候，飢餓素就會大幅下降，瘦體素就會上升，自然比較不會產生飢餓感，就不會想要吃東西。當長期睡眠不足的時候，兩種激素的比例就會失衡，讓人越來越容易感到飢餓，也會越來越想吃東西，於是就容易變胖。

　　睡眠也會影響生長激素，進而影響代謝速率。因此，只要開始合理化睡眠時間，其他什麼事都不用做，自然起到一個加分的作用！

睡好覺 需6~8小時

好好睡覺 為減重加分！

什麼又是「充足的睡眠」？一天睡上 6 到 8 個小時最好。曾做過研究，一天睡 6.5 個小時以下，跟睡眠超過 6.5 個小時以上的人對比，會非常顯著地產生肥胖的狀態。

　　後來也發現，那些多睡 1 個小時的人，平均一天可以少攝取 270 大卡的熱量，少吃 270 大卡，等於多消耗 270 大卡，對於減重也會起到一定作用。

　　回到剛才的提問，良好的睡眠習慣，不就是回歸並維持正常的生活作息嗎？「慢慢瘦」就是讓人維持良好且規律的生活習慣。

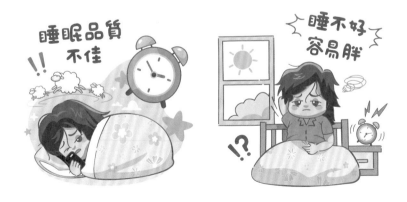

Q3：產後瘦不下來，原因是什麼？

孕期的體重控制，比孕後的減重更重要。

「欸，我的飲食跟以前減重的時候差不多，可是好像瘦不太下來耶！」當媽媽們在孕期變胖很多，生產後想要瘦下來的難度，相對就會比較高。

因此，孕期中就要開始執行體重管理，作為第一要務，體重增加範圍大約落在 10 到 12 公斤左右。

其次，不能開立任何藥物讓孕婦服用，主要執行或維持一個好的飲食習慣，回到本質的問題，如果能在懷孕的過程，透過合理的飲食習慣，不讓自己胖太多，產後瘦身相對比較容易。

所以，孕期的體重控制，比孕後的減重更重要。千萬不能一懷孕，就放任自己大吃大喝，胖個 20 到 30 公斤，再來期待產後可以快速瘦回來。

再者，懷孕時會分泌胎盤素，胎盤素的濃度高，身體代謝率就會上升，消耗熱量的需求也會提高，一旦寶寶出生之後，胎盤素的濃度就會降下來，代謝率也會降回跟一般人一樣。

此時的代謝突然比孕期低，但身體已經維持一個高代謝的狀態一段時間，加上人的身體討厭變化（孕期的高代謝維持了 8 到 10 個月，現在突然通通沒有了），這也是瘦不下來的原因之一。

　　荷爾蒙濃度的變化，也會影響到脂肪代謝，我們必須幫媽媽們調整荷爾蒙，不然採用一樣的方式，可能面臨減重效果不如以往的問題。

　　另外，整個孕期中胎兒長期壓迫孕婦的骨盆腔，影響到水分回流和代謝功能，導致下肢靜脈曲張、下肢水腫。若是不加以改善的話，就會變成一個常態性的體質問題。

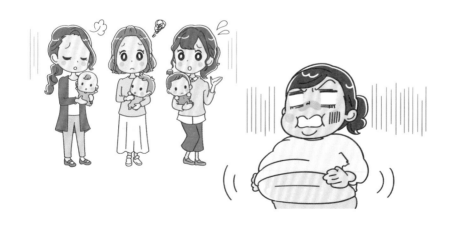

Q4：一到中年，男性易有大肚腩？

男生的大肚子，裡面多是內臟脂肪！

不管男生女生，基礎代謝大概佔一整天熱量消耗的 60％至 70％。

一般人認為，男性在中年之後，代謝下降，自然會發胖。事實上，從 20 歲到 40 歲，代謝並沒有顯著差異，真正關鍵在於「飲食習慣的改變」，因為中年後可能因應工作需求，開始有些應酬、聚餐等等，需要喝酒、吃高熱量食物。

我認為這才是男性為什麼 30 到 40 歲容易變胖的原因。

根據臨床觀察，男生的大肚子是因為內臟脂肪的增加，當肝臟、腸胃附近的脂肪越來越厚，橫隔膜被往前推出來，於是形成了大肚腩。

很多中年男性雖然看起來肚子變大，整個肚子摸起來卻很硬，因為它並不是皮下脂肪，而是裡面的脂肪一直往外推。女生則比較不一樣，大多屬於典型皮下脂肪堆積，與飲食和睡眠習慣息息相關。

其次，男生在年輕時通常喜歡打球，中年開始有家庭和工作，運動頻率大幅降低。運動大約佔人體熱量消耗佔的 5％到 10％，如今少了運動，成了中年發福的原因之一。

此外，壓力會造成荷爾蒙、內分泌失調，導致代謝異常，嚴重的話還可能產生代謝性的相關疾病，例如：甲狀腺低下、失眠、三高等，都會讓人容易變胖。

　　若是男性在 30 歲就開始有了肚子，需要回頭檢視自己的飲食、運動、生活習慣，不完全是代謝下降所導致。

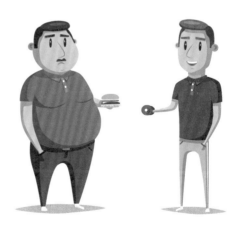

Q5：小時候的胖，不是胖？

維持體重 5 年以上，自然就不容易復胖了！

「肥胖是體質問題，如何扭轉肥胖體質，讓自己減重後不再復胖？」

「小朋友還在發育階段，等到長高以後，是不是就會瘦下來？」

診間常有一些充滿焦慮的父母，看著體型越見胖大的孩子，憂心忡忡地問我。

目前的小朋友有越來越胖的趨勢，從小養成「易胖體質」的飲食習慣，若是沒有及時調整與導正體質，勢必會一路胖下去，因此可以說：「小時候胖，就是胖！」其他的肥胖因素，可能還包括遺傳、基因等。

不過，嬰幼兒通常膨潤白嫩，或是發育階段還有機會長高的話，就可以適用「小時候胖，不是胖」這句話。但是如果身高已經固定了，體重卻還遠遠超過標準範圍，此時就要特別留意了，一旦這個體重被身體所記憶，後續就很難瘦下來。

身體對於體重有著記憶效果，曾有篇論文研究提出，維持身體的體重 5 年以上，自然就不容易復胖了，例如維持在 50 公斤 5 年了，此時哪怕多吃一些，都不容易變胖，自然停留在 50 公斤上下。

年輕時期的肥胖，還不需要依靠減肥藥物，可以從改變飲食和生活習慣開始，並適當運用一些有益菌，作為改變腸胃菌相、菌種、調整吸收的輔助療法。

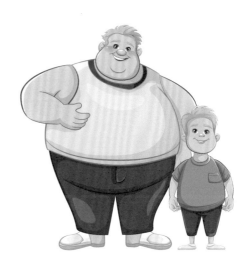

Q6：減肥真有「速成」這回事？

速成只是一時，正確減重觀念才是一輩子！

「速成」的「成」，到底指什麼？可以有以下 2 種解讀。

減肥當然有速成法。可以透過激烈的斷食、超級低的熱量和糖分、生酮飲食等，進行短期極端的控制，這些都是可以做到的方式。問題是速成減肥之後呢？這才是討論的重點。

我常舉一個例子：「陳醫師，兩個禮拜後要參加頒獎典禮，我得趕快瘦 4 公斤，這樣比較好看！」

有些女明星本來已經很纖瘦了，可能為了拍戲或出席活動，必須要在「短時間瘦下來」，於是採用相對激烈的手段，從 40 幾公斤減到 37 公斤，等到完成工作之後，恢復正常飲食，回到原先的體重，這就是「速成」。

減肥當然沒有速成法。但這個「沒有速成」的意思，是指「過程沒有速成」，因為我所認為的「成」就是成功、有效、不復胖的減重，需要養成一個能夠長期維持的飲食習慣，讓未來不用再經歷這段反覆減重的時間，所以不可能速成。

因此，千萬不要對變瘦這件事，有任何快速方式的想法，先導正自己的觀念，建立起一輩子的飲食習慣，說不定可能會驚喜地看到體重掉得很快、瘦得很健康！

　　我常分享，好習慣的養成無法速成，可能需要 7 到 8 個禮拜，然而一旦順利養成，身體自然習慣這件事情，還能「瘦用一輩子」，為什麼不嘗試呢？這也是本書《慢慢「瘦」才最快》的核心理念。

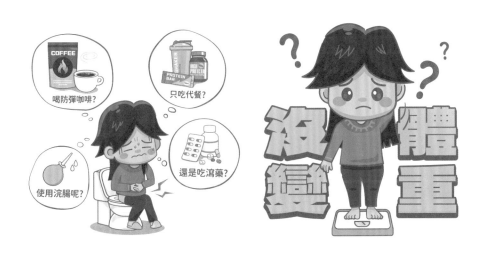

Q7：出門在外怎麼吃？加班族的飲食方案報你知！

早餐可以吃澱粉、午餐澱粉減一半、晚餐不要吃澱粉。

忙碌的上班族，一個排骨便當、一碗麵，或是在超商快速解決一餐！三餐老是在外，該怎麼選擇，才可以管住直線上升的體重？

其實，這也可以作為「懶人減肥法」的延伸，一如我最常分享簡單易懂的「黃金飲食倒三角圖」：早餐可以吃澱粉、午餐澱粉減一半、晚餐不要吃澱粉，以及不要吃宵夜，盡可能選擇少鹽、少油、少糖的食物。如此一來，不管出門在外或什麼時間，都可以不影響減重計劃的飲食！

舉個例子來說，假設今天三餐都只有雞腿便當，也能掌握「慢慢瘦」的吃法，早中晚的澱粉攝取佔比為 3：2：1。

早餐：澱粉 3，因此可以吃完整個便當，包含雞腿、蔬菜、白飯。

午餐：澱粉 2（白飯吃一半就好）、雞腿捨去外皮，可以吃完雞腿肉、蔬菜。

晚餐：澱粉 1～0（不吃白飯）、雞腿捨去外皮，吃完雞腿肉、蔬菜。

雖然三餐只能吃雞腿飯，可是概念不同，做法也不一樣，把握住大原則，這樣是不是很簡單。

「如果我只有便利商店的選項呢？」

這並不困難，便利商店有地瓜、飯糰、健康餐盒等，首先可以思考三者的差異，地瓜、飯糰是單純澱粉，麵包除了澱粉，還有砂糖、奶油、餡料等高油脂、高熱量的添加物，選擇上當然以前兩者較好。

「就算吃雞腿飯也不怕胖？」

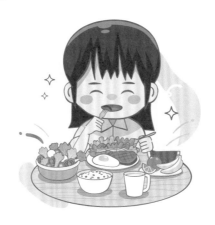

Q7：出門在外怎麼吃？加班族的飲食方案報你知！

立哲醫師這樣說

「陳醫師，如果我是去早餐店或速食店呢？」

我們可以選擇吃地瓜粥、饅頭夾蛋、吐司夾肉等，看起來選擇已經很豐富，也沒有特別的低 GI，只要盡量不去選擇漢堡、煎餃、燒餅油條、蛋餅等。你是否看出其中的差異了嗎？很明顯地，後面的種類都非常油膩（高油）。

減重飲食的兩個最大原則：一、從早到晚，澱粉越吃越少！二、太甜的、太油的、奶製品、冰的東西不要碰。只要符合以上大原則，基本上什麼東西都能吃，所以去傳統早餐店，可以選饅頭夾蛋，到西式早餐店，可以點吐司夾蛋，在便利商店，那就吃個飯糰或地瓜，再留意蛋白質的補充，搭配茶葉蛋和無糖豆漿，這樣就是完美的一餐。

關於食物的種類，建議每餐的纖維質佔比最多，其次是蛋白質，最後才是澱粉。

「如果加班太晚，回去還可以吃東西嗎？」

很多人經常因為加班而錯過晚餐時間，以慢慢瘦的核心價值來看，再晚還是可以吃東西！太晚用餐當然並不好，但有時候真的沒辦法的話，越晚吃就越要小心選擇食物。例如，晚上 7 點後就不要碰澱粉類，可以選擇青菜（纖維質）、一些肉類（蛋白質），把握越晚越不去碰違禁食品的原則（高油、高糖、奶製品等），大致上就沒有問題。

「三餐在外只要把握一重點：

吃對原型食物，助你事半功倍！」

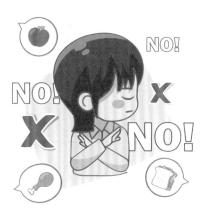

Q8：戒菸、喝酒也會變胖嗎？當心導致肥胖的日常小習慣

養成日常好習慣，才能健康又享瘦。

「陳醫師，我戒菸之前，都沒有變胖，戒菸之後，反而變胖了。」
為什麼抽菸不會變胖，是因為菸裡面含有尼古丁，會讓消化功能變差，
甚至使食慾變低。

比如說，一天抽到 16 根菸的人，食慾就會降低，再加上尼古丁
容易傷害到腸胃，導致腸胃功能吸收不好，自然就會感覺比較不會變
胖。抽菸並不是真的不會讓人變胖，只是因為身體受到損壞而已。

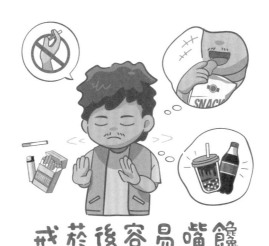

戒菸後容易嘴饞

反之，一旦開始戒菸，尼古丁等有害物質不再刺激胃黏膜，腸胃的吸收也變得正常了，外加尼古丁抑制食慾的作用消失，對於食物的渴望也越來越高，有些人甚至會用吃來代替菸癮，嚼口香糖、吃甜點或零食，當然就會變胖。

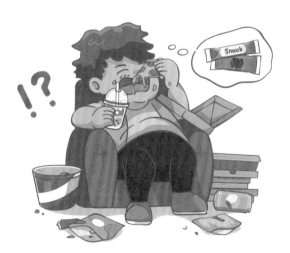

戒菸後腸胃吸收恢復正常，
小心嘴饞，吃進更多高熱量飲食！

Q8：戒菸、喝酒也會變胖嗎？當心導致肥胖的日常小習慣

立哲醫師這樣說

「喝酒到底會不會胖？」這個話題討論度一直非常高，放假、下班或是炎熱夏天喝一杯冰啤酒，是多麼讓人爽快的時刻！喝酒確實會讓人「容易變胖」，我在 3-4〈減肥陷阱，酒精阻礙你的計劃！〉有提到喝酒變胖的主要原因，是因為酒精濃度，但啤酒的酒精很低，容易不小心喝下太多熱量。

「那麼陳醫師，我在睡前喝一杯紅酒，可以嗎？」

我反問他：「如果喝一杯沙拉油，你覺得可以嗎？」

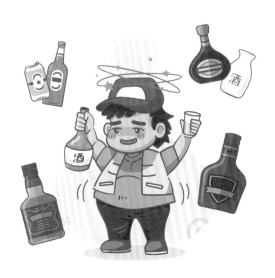

「當然不行啊！」對我來說，喝一杯酒，等於喝下一杯沙拉油，或許有點誇張，卻是一樣的概念。

　　喝酒一直都是減重裡面要避免的事情。其實有許多人要是戒酒，或許就很容易瘦下來，因為酒精濃度高的酒類或是調酒本身的熱量就高，有些還會含有糖分，導致整體的熱量很高，在減重時期就應該要嚴格避免。

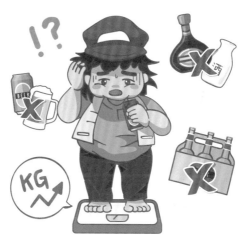

酒類熱量高，小酌怡情，建議選不含醣類蒸餾酒！

Q9：練重訓把肥胖變肌肉，相對達到減重目標？

脂肪就是脂肪、肌肉就是肌肉，脂肪不會變成肌肉！

　　「增肌」、「減脂」是兩個不同的過程，執行之前，要先理解：「你的目標是什麼？」是想要增肌？還是減脂？所需安排的運動計劃和飲食計劃，完全不一樣！

　　假使你單純地增加肌肉，脂肪並不會因此變少，肌肉的增加，對於體重的影響，沒有大家想得這麼高。

　　舉例來說，每增加 1 公斤的肌肉，一天才多消耗 12 大卡。所以花個一年的時間，增加 2 公斤的肌肉，已經很困難了，還想藉此一天消耗個 20 到 30 大卡，其實意義不大。

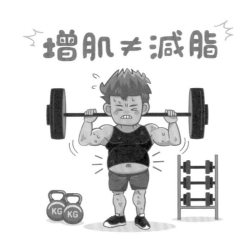

若是今天的目標是「維持體重」的話，不管是有氧運動或是重訓，都會有一定的運動效果，一個有固定運動習慣的人，儘管飲食管理上沒有做到 100 分，也不太容易胖得很快。

　　反過來說，假使今天想要透過大量運動來減重，卻不去調整飲食方式和內容，通常會得到令人失望的結果。

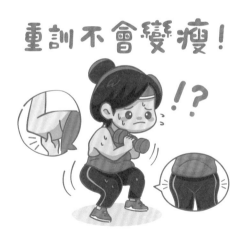

單靠運動無法達到減重效果！

Q10：黑巧克力有助燃燒脂肪，減肥神助攻？

黑巧克力對心血管有益，跟減重沒什麼關係！

黑巧克力可以燃燒脂肪？結論當然是錯的。

國外有個知名案例，當年某記者做了一系列研究，找到一些受試者，把有些人的其中一餐換成黑巧克力，最後得出一個結論：「黑巧克力這一組，體重明顯有下降趨勢！」多年後，被證實是場謬論。

因為當時的實驗，受試者一組才 5 個人，人數不足以代表全體，且不夠嚴謹。

另外，這也是一種減糖、降低熱量的方式，如同把一餐的熱量變得很低（便當換成希臘優格、一顆蘋果、減糖飲食等），而達到減重效果。

還有人說：「黑巧克力可以保護心血管！」雖然是事實，但是跟減重沒有什麼關係。而且巧克力造成的效果，絕對不會大於熱量的增加。所以，對於減重者來講，黑巧克力並不是一個必須的東西。

只能說在減重過程中，若是感到心情不好，還是可以吃一點點來慰勞一下自己。

「吃 % 數越高的黑巧克力，
有助燃燒脂肪？」

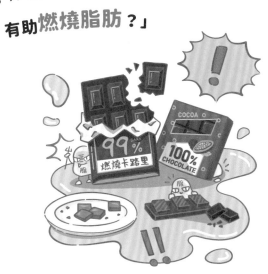

「巧克力熱量並不低，
別被廣告話術語給騙了！」

附錄一 「澤予堂中醫體系」醫師群的溫暖見證

調理體質的路上總是辛苦又茫然，能有人陪伴一起走到目的地，是一種祝福，澤予堂科學式中醫療法，能提供具體的幫助。

澤予堂醫師擅於溝通，以能理解的語言表達，給予調理者最適當且有助力的療程，強調最適用藥，亦不求急功效，以專業讓失衡的身體回歸平衡狀態。

我們擁有婦科調理專家、助孕調理權威、備孕領域調理專科，更有多位減重領域首屈一指的醫師，幫助調理者漸進式的改善身體，達到理想目標。調理減重、埋線雕塑，從來都不是只有患者一個人自己的事情。我們努力做到最好，只求不辜負信任澤予堂中醫的每一個人。

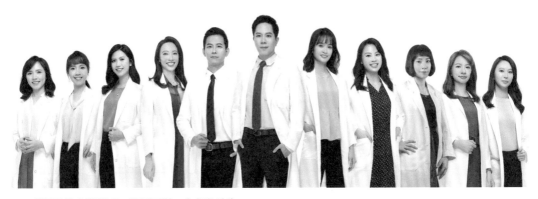

「澤予堂中醫體系」醫師團隊，左起依序為：
羅元君／羅若方／陳佑羽／陳舒緯／游舜傑／陳立哲創辦人／張靜文／鍾岳軒／黃思綺／盧宜伶／黃小茹

改變一生的契機，走過、路過，千萬別錯過

陳醫師曾經是我的大學同學，現在我們則是好夥伴。

在澤予堂，我們對於「瘦」有著共同的信念：「慢」才是「快」，不復胖才是最終目的。

這些年我們花了很多時間跟患者溝通，陪伴大家度過減重艱難的時期，陳醫師也一直很努力地帶領大家向前，更精進技術、加入科學，讓更多數據來輔助我們看診，這一切都是努力得來的，絕對不是僥倖。

很開心他終於出了自己的第一本書，讓「慢慢瘦」的概念宣揚出去，不是只是單純的減重，還要能輕鬆地維持。這本書我非常推薦，千萬不要錯過！

澤予堂中區總院長

張靜文 醫師

科學中醫的跨域整合，人生的另一個轉捩點

原本我是在傳統傷科領域執業，直到多年前的某一天，遇到了陳院長，受到他的啟發與號召，加入澤予堂團隊，這是我人生的另一個轉捩點。

原來傷科也可以結合減重調理，讓我看到了不一樣的執業方向，加上進入澤予堂後，不是單純只在診所服務，還走出去在外演講，接觸更多的族群，讓我對於「產後減重調理搭配脊椎矯正」這個領域，有了更深刻的鑽研，也幫助更多的產後媽媽，這是我在加入澤予堂體系之前完全沒有想到的，這些都讓我很感謝陳院長。

現在院長要出書了，真的很推薦給大家，這些內容是我們在傳統中醫領域中不會看到的，也希望大家對於現在的科學中醫，能有更深一層的認識。

澤予堂元熙中醫院長

游舜傑 醫師

與時俱進的醫療理念，一起邁向更有前景的未來

陳院長是我的學長，也是我的良師益友，加入了院長的團隊後，讓我對中醫師執業內容改觀。

原來我們可以擺脫過去傳統中醫的枷鎖，在面對患者時，能用更強而有力的數據來溝通，讓醫師能更有依據的知道如何針對患者調理開藥，加上澤予堂與時俱進，不是只單純在診所推廣中醫，院長也鼓勵大家要走出舒適圈，經營自己的社群、開課讓醫生群學習面對鏡頭，拍攝衛教或是短影片。

在這樣活躍、不停向前的團隊工作，讓我更加緊腳步跟上大家的步調，一起讓澤予堂中醫體系邁向更有前景的未來。院長的《慢慢「瘦」才最快》專書，集合了澤予堂體系一致的概念，不用急於一時，當身體達到平衡，自然就會瘦下來，推薦給大家。

澤予堂成祐／元熙中醫

黃小茹 醫師

附錄
二／ 「澤予堂中醫體系」大事記

2016

3 月 ○ 台中鈺軒中醫診所（中友店）開幕

4 月 ○ 台中成祐中醫診所（公益店）開幕

2018

3 月 ○ 台中元熙中醫診所（永福店）開幕

2020

6 月 ○ 整併 3 間中醫診所，創立「澤予堂中醫體系」，打造專業品牌形象

11 月 ○ 澤予堂中醫體系 × 康健基因攜手合作，將肥胖基因檢測納入中醫減重門診項目

2021

8 月 ○ 為解決鈺軒中醫診所附近停車不便，以及等候空間不足的狀況，與成祐中醫攜手聯合門診，提供更全面的服務及舒適空間

9 月 ○ 全台中醫診所唯一使用「全自動錠劑與膠囊分包機」機台，讓患者服藥便利、易懂，及解決易受潮、快速智慧分包等問題

3 月 ○ 受邀沁美產後護理之家，指定合作之中醫體系，提供產前諮詢、巡診、產後調理、塑身計劃、館內課程等服務

4 月 ○ 元熙中醫診所新增「小針刀」與「骨盆調整、脊椎矯正」項目

7 月 ○ 與天空娛樂合作，提供旗下藝人減重諮詢、飲食瘦身教學與量身體雕計劃

5 月 ○ 澤予堂中醫體系創辦人陳立哲醫師出版專書《慢慢「瘦」才最快：減重不是數學題，讓中醫師用最簡單的方式，陪您走到目的地》

6 月 ○ 新竹竹北中醫診所（旗艦店）預計開幕

附錄
三 / 活動花絮・現場直擊

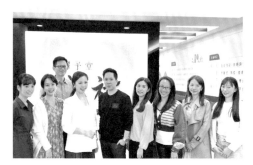
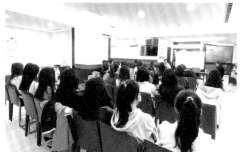

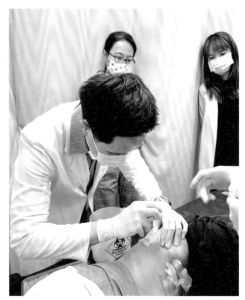
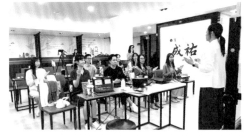

醫師埋線教學上課花絮

醫師們與主播洪婉蒨一起訓練鏡頭表達力

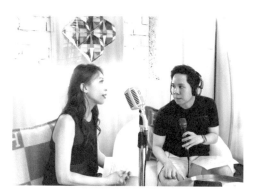

Lamorcom 創辦人吳瀅瀅 Podcast 專訪

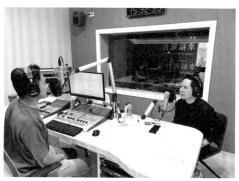

「幸福 Hashtag」節目專訪

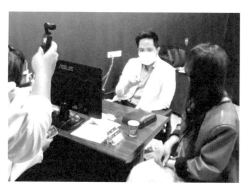

節目專訪

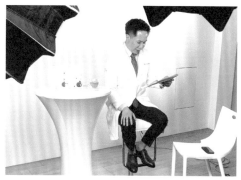

純煉滴雞精代言花絮

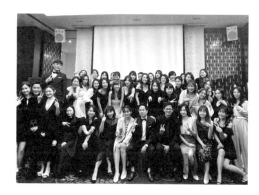

春酒

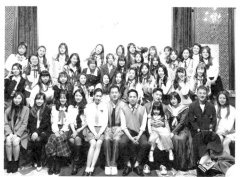

尾牙

國家圖書館出版品預行編目（CIP）資料

慢慢「瘦」才最快：減重不是數學題，讓中醫師用最簡
單的方式，陪您走到目的地/陳立哲作.-- 第一版.-- 臺北
市：博思智庫股份有限公司，2024.05 面；公分

ISBN 978-626-98034-5-3(平裝)
1.CST: 減重 2.CST: 健康法

411.94   113003069

 預防醫學 37

慢慢「瘦」才最快
減重不是數學題，讓中醫師用最簡單的方式，陪您走到目的地

作　　者｜陳立哲
行政統籌｜藍思敏
行銷策劃｜陳歆怡
資料協力｜林莐芸
文字校對｜藍思敏、陳歆怡、林莐芸
封面攝影｜黃信文
圖片提供｜澤予堂中醫體系

主　　編｜吳翔逸
執行編輯｜陳映羽
專案編輯｜胡　梭、千　樊
美術主任｜蔡雅芬
媒體總監｜黃怡凡

發 行 人｜黃輝煌
社　　長｜蕭艷秋
財務顧問｜蕭聰傑
發行單位｜博思智庫股份有限公司
地　　址｜104 台北市中山區松江路 206 號 14 樓之 4
電　　話｜（02）25623277
傳　　真｜（02）25632892

總 代 理｜聯合發行股份有限公司
電　　話｜（02）29178022
傳　　真｜（02）29156275

印　　製｜永光彩色印刷股份有限公司
定　　價｜350 元
第一版第一刷　2024 年 5 月

ISBN 978-626-98034-5-3
© 2024 Broad Think Tank Print in Taiwan

 博思智庫股份有限公司

博思智庫粉絲團　Facebook.com/broadthinktank